Katharina Lamprecht

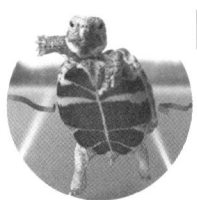

Die
Rennschildkröte

31 Therapeutische Geschichten für Kinder

Ernst Reinhardt Verlag München

Katharina Lamprecht, Bruchköbel bei Frankfurt a. M., ist Heilpraktikerin für Psychotherapie, Coach und Erzählerin mit eigener Praxis.

Bibliografische Information der Deutschen Nationalbibliothek

Die Deutsche Nationalbibliothek verzeichnet diese Publikation in der Deutschen Nationalbibliografie; detaillierte bibliografische Daten sind im Internet über <http://dnb.d-nb.de> abrufbar.
ISBN 978-3-497-02933-4 (Print)
ISBN 978-3-497-61339-7 (PDF-E-Book)
ISBN 978-3-497-61340-3 (EPUB)

Printed in EU
Covermotiv: © below/stock.adobe.com
Satz: FELSBERG Satz & Layout, Göttingen

Ernst Reinhardt Verlag, Kemnatenstr. 46, D-80639 München
Net: www.reinhardt-verlag.de E-Mail: info@reinhardt-verlag.de

Ernst Reinhardt Verlag

Inhalt

Einleitung   7

Zwei Vorbemerkungen   7

Bedienungsanleitung   9

*Ein paar Worte zum Warum und ein
   Appetithäppchen   11*
Frisch gewaschen   13

1 Das therapeutische Erzählen   15

*Therapeutisches Erzählen: Wer, wie,
   was, wieso, weshalb, warum?   15*
Magische Momente für Kinder
   und Jugendliche nutzbar
   machen   21
Es ist einfach, aber nicht leicht: die
   Macht der inneren Bilder   22

*Ein paar Gedanken zur
   Hypnotherapie   24*

Schönen Gruß von der
   Hypnoschlange Kaa aus dem
   Dschungelbuch   24
Das Kino im Kopf oder: Ein Oscar
   für Ihr inneres Filmteam   27
Guck mal, wer da spricht   32

Embodiment   34
Das berechenbar unbewusste Hirn
   oder: Kekse, ich will Kekse   35

2 Die Geschichten   37

Einleitung   37

Ängste und Selbstwert   39
Das Delfinschwein   39
Das Gießkannenprinzip   40
Schildkröten pflanzen   40
Die Verwechslung   42
Die Bienenheizung   47

Ansteckende Gesundheit   49
Der Grummelbauchbär   49
Der Taucher   52
Muggs, das neugierige
   Murmeltier   54

Mobbing und Schulunlust 58
Das Eichhörnchen 58
Fliege und Löwe 59
Der Schulterkobold 61
Ich will so bleiben, wie ich bin 62
Hefekucheneffekt 64
Die Rennschildkröte 65
Die Kuscheldecke 67

Verlust, Loslassen, Übergänge 69
Auch Krokodile können
    küssen 69
Das Regal oder: Die unendliche
    Geschichte 72
Der Geschichtenerzähler 73
Gewohnheitstier 76

Das Motschekiebchen 77
Jetzt erst recht! 78
Seelenflug 79

Vom anderen Stern sein 80
Der Ameisenplanet 80
Das ph-f 83
Die Bordmöwe 84
Das Baumkrokodil 86

Wut und andere Wichtel 90
Der Geysir 90
Das Kriegsbeil verstecken 91
Der gelassene Drache 91
Katzenkrallen 94

3 Trance 96

Der Tanz der Trancen oder: Wir
    hypnotisieren uns durch unseren
    Alltag 96
Was passiert in einer Trance? 97
Wie sag ich's meinem Kinde? 98

Beispiel für eine
    Tranceeinführung 100
Beispiel für eine
    Tranceausleitung 101
Tranceinduktionen für einen
    medizinischen Eingriff 102

Anhang 115

Alphabetisches Verzeichnis der
    Geschichten 115

Vorgeschlagene Indikationen 116

Quellen und
    Literaturempfehlungen 118

And my Dank goes to ... 122

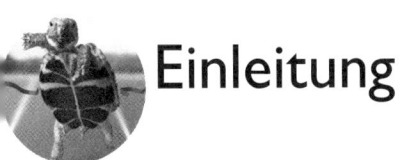# Einleitung

„Niemand ist weiter von der Wahrheit entfernt als der, der auf alles eine Antwort hat." (Chinesisches Sprichwort)

Zwei Vorbemerkungen

In vielen Büchern erklären die AutorInnen am Anfang, welche Schreibweise sie für die *Anrede der Leser* verwenden. Häufig wird, der Einfachheit halber, der männlichen Schreibweise der Vorzug gegeben. Das kann ich gut verstehen. Ich habe mir lange darüber Gedanken gemacht, wie ich das halten möchte. Auf der einen Seite bin ich sehr für Gleichberechtigung und halte die Genderdebatte für ausgesprochen wichtig. Doch manchmal habe ich das Gefühl, sie schießt über das Ziel hinaus – was in meinen Augen sowohl nachvollziehbar als auch verständlich, nichtsdestoweniger aber auch anstrengend ist. Zunächst wollte ich mich dem männlichen Modell anschließen (das ich in Bezug auf mein Buch aber als geschlechtsneutral betrachtet sehen wollte), weil es eben einfacher ist.

Dann dachte ich, hm, ist es wirklich einfacher? Oder nur gewohnter? Wohl doch eher Letzteres, denn ob ich „Leser" oder „Leserin" schreibe, ist ja nun ziemlich egal. Also entschied ich mich für die weibliche Form.

Mir fiel aber beim Durchlesen auf, dass eine Anrede im Buch fast gar nicht vorkommt, es also eigentlich nicht einmal dieser

Vorbemerkung bedurft hätte, wenn ich einfach beim großen I bleibe. Da es jedoch nicht nur hier im Buch, sondern auch in meinem Leben ganz allgemein häufig um Themen wie Wahlmöglichkeit und Imagination geht, habe ich diese nun von Ihnen hoffentlich gelesene Vorbemerkung geschrieben, damit Sie wissen, dass ich mich völlig willkürlich mal für die eine und mal für die andere Variante entschieden habe. Eine ausgeglichene Anzahl beider Anreden wäre rein zufällig und nicht beabsichtigt.

Der *Begriff „Wahrheit"* ist ein ziemlich gefährlicher, und nie würde ich es wagen, den Inhalt dieses Buches als „Wahrheit" zu bezeichnen. Er gibt lediglich das wieder, was ich nach vielen Jahren des Lernens und Erlebens als für mich „wahr" oder stimmig bezeichnen würde. Ich habe die Erfahrung gemacht, dass vieles von dem, worüber ich hier geschrieben habe, mir als Idee plausibel erscheint und ich es im täglichen Leben als zutreffend erlebt habe.

Die Wissenschaft streitet immer noch darüber, welche (psycho-)therapeutischen Methoden warum und wie funktionieren. Und ob überhaupt. Aber selbst wenn alle Forscher sich einig wären und es eindeutige Beweise für die Wirksamkeit der Hypnotherapie und anderer verwandter therapeutischer Methoden gäbe, könnte die Wahrheit von heute durchaus der Irrtum von morgen sein. Oder andersherum.

Insofern möchte ich Sie einladen, sich eine eigene Meinung und bestenfalls auch eigene Erfahrungen zu gestatten.

Dabei möchte ich Sie aber auch darauf aufmerksam machen, dass es sich bei der Nutzung hypnotherapeutischer Geschichten um eine zwar äußerst wirksame Selbsthilfe- und Unterstützungsmethode handelt, die aber nicht als Ersatz für professionelle Psychotherapie zu sehen ist. Ihre Anwendung erfolgt selbstverständlich auf eigene Verantwortung.

Bedienungsanleitung

Mit diesem Buch versuche ich, verschiedene Ideen und Inhalte zu verbinden. Zum einen ist es natürlich vornehmlich ein Vor- und Lesebuch mit Geschichten für Kinder unterschiedlichen Alters. In erster Linie sollen diese Geschichten Spaß machen. Und sie sollen Möglichkeiten schaffen, gemeinsam Zeit zu verbringen und sich gegebenenfalls auch Lebensbereiche anzuschauen, die gerade als problematisch erfahren werden.

Der Satz „Besser man hat, als man hätte", hat mich mein Leben lang begleitet. Er trifft nicht nur auf den Sonnenschirm am Badestrand oder das Taschenmesser im Rucksack zu, sondern auch, ganz allgemein gesehen, auf das Wissen oder Verständnis von bestimmten Gegebenheiten. Bei manchen Sachverhalten gibt es doch ganz entscheidendes „good to know", und so habe ich für Sie auch hier verschiedenes Basis- und Hintergrundwissen zusammengetragen und zusammengefasst.

Sie finden daher in Kapitel 1 Informationen über die Wirkungsweise des therapeutischen Erzählens. In Kapitel 2 habe ich die Geschichten gesammelt. Diese sind in bestimmte Bereiche unterteilt und für Kinder unterschiedlichen Alters gedacht. Das heißt aber nicht, dass nicht eine Geschichte aus der einen auch für eine andere Altersstufe oder Thematik geeignet sein könnte. Kapitel 3 beschäftigt sich mit dem Thema „Trance". Sie finden dort zwei Tranceinduktionen für spezifische medizinische Probleme sowie beispielhafte Formulierungshilfen, um aus einer Geschichte (oder anderen Geschichten) eine Trancereise zu machen. Der Anhang enthält Verzeichnisse, die Ihnen die Auswahl passender Geschichten erleichtern sollen, sowie das Register und Quellenangaben .

Es gibt lange und kurze Geschichten. Die langen eignen sich wunderbar zum Vorlesen, die kurzen hingegen können bei Bedarf auch einfach mal so, ganz nebenbei erzählt werden. Jede Geschichte vermittelt Botschaften, die unbewusst nach Bedarf

aufgenommen werden und je nach dem aktuellen Allgemein-
zustand auch zu unterschiedlichen Zeiten unterschiedlich inter-
pretiert werden können.

Um die Suche nach Geschichten für einen bestimmten Anlass
zu erleichtern, können die vorgeschlagenen Stichworte unter
den Titeln als Hilfestellung gelten.

Das Buch muss nicht von vorne nach hinten durchgelesen
werden. Sie können sich gleich in die Geschichten stürzen und
dann nach und nach die zugehörigen Informationen im jeweiligen Kapitel nachlesen. Oder andersherum. Das bleibt ganz
Ihnen überlassen.

Während des Schreibens habe ich mich des Öfteren gefragt,
ob das, was ich da gerade zu Papier bringe, wirklich ins Buch gehört. Führt es nicht zu weit? Verzettle ich mich vielleicht gerade?
Andererseits, ist es nicht auch spannend, ein paar weitergehende
Informationen zu erhalten? Ein herrliches Dilemma. Und wie
so häufig bei Dilemmata habe ich mich aus der Affäre gezogen,
indem ich Ihnen, liebe Leserin, eine Wahlmöglichkeit anbiete.

Texte, die nicht zwingend zum Thema gehören, aber doch,
zumindest in meinen Augen, eine gute Ergänzung darstellen,
sind daher kursiv gedruckt. Um also den Sinn und Inhalt des jeweiligen Kapitels zu verstehen, müssen diese kursiv gedruckten
Abschnitte nicht gelesen und können getrost übersprungen werden. Sie können somit ganz eigenverantwortlich entscheiden, ob
Sie solche Texte gleich, später oder gar nicht lesen möchten.

Und egal, wie Sie mit diesem Buch unterwegs sind und sein
werden, ich wünsche Ihnen neben ein wenig Erkenntnisgewinn
vor allem eine gute Unterhaltung.

Ein paar Worte zum Warum und ein Appetithäppchen

„Gegen Zielsetzungen ist nichts einzuwenden, sofern man sich dadurch nicht von interessanten Umwegen abhalten lässt." (Mark Twain)

Die Frage, warum ich dieses Buch geschrieben habe, lässt sich in erster Linie wie folgt beantworten: Weil es mir besonders viel Spaß gemacht hat! Und zweitens, weil ich die Erfahrung gemacht habe, wie hilfreich Metaphern und Geschichten sowohl bei körperlichen als auch bei seelischen Holper- und Stolperstellen im Leben sein können. Ich hätte mir gewünscht, noch viel früher in meinem Leben dieses Wissen zu haben und die Möglichkeiten, es zu nutzen.

Als Coach und Heilpraktikerin für Psychotherapie habe ich einige therapeutische Ansätze kennengelernt. Und je nach Gegebenheit arbeite ich mit verschiedenen Methoden, die ich teilweise einzeln nutze und teilweise miteinander verbinde. Immer jedoch sind Imagination und die Arbeit mit inneren Bildern oder auch Filmen mit von der Partie; sie ermöglichen mir, flexibel, kreativ und häufig humorvoll mit Menschen zu arbeiten. Auch mit mir selbst.

Kurze Anmerkung zum Thema „Methoden". Obwohl es in der Psychotherapie unzählige Behandlungsmethoden gibt, von eher esoterisch anmutenden Resonanzkonzepten bis zu den kassenärztlich anerkannten Psychotherapien, ist der Begriff „Methode" in meinen Augen irreführend. Er verführt uns zu dem Gedanken, wir könnten, bei Anwendung des richtigen Verfahrens, das Problem auch lösen. Klappt das nicht, wird leider nicht selten der Klient als „therapieresistent" oder „widerständig" bezeichnet. Wir neigen in unserem linearkausalen Denken dazu zu glauben, dass mit dem richtigen Werkzeug der Schaden schon behoben werden könne. Menschen sind aber keine Waschmaschinen, die mit der regelmäßigen Zugabe von Entkalker und dem Austausch der Heizschlange eine längere – und bessere – Lebensdauer haben. *Wir nehmen heute an, dass die „Methode", die wirklich immer einen Unterschied macht, die der Beziehungsgestaltung zwischen Therapeut und Klient ist. Ist diese Beziehung von einem ähnlichen Werteverständnis geprägt, von Vertrauen, Sicherheit und Wertschätzung, so trägt das mehr zum Erfolg bei als das spezielle Verfahren (z. B. Psychoanalyse oder Verhaltenstherapie), welches der Therapeut anwendet. Wenn ich hier also den Begriff „Methode" benutze, dann mit der expliziten Unterstellung, dass diese nur als Vehikel zu verstehen ist, nicht als Allheilmittel.*

Kinder sind neugierig, offen, verspielt, fantasiebegabt und besitzen die Fähigkeit, sich einzulassen auf Neues und Ungewöhnliches. Dabei können sie sich so in magische, schräge, unvorstellbare Elemente und Momente vertiefen, dass das äußere Geschehen ausgeblendet wird. Eine ideale Voraussetzung, um eine Reise zu ihren eigenen Fähigkeiten anzutreten und bisherige Gedanken und Glaubensmuster zu lockern.

Und da Geschichten keine Einbahn-, sondern mindestens Zweibahnstraßen sind, voller Baustellen mit interessanten und unglaublichen Werkzeugen und Materialien, voller Umleitungen, die urplötzlich ungeahnte Aus- und Anblicke eröffnen, haben sie nicht nur eine Auswirkung auf ihre Zuhörer, sondern auch auf die Menschen, die sie leise oder laut vorlesen. Wie Überraschungseier stecken sie voller spielerischer Elemente und versprechen Spaß und Spannung.

Bevor Sie sich nun mit hoffentlich viel Begeisterung in die Lektüre dieses Buches stürzen, möchte ich Ihnen noch ein Appetithäppchen in Form einer kleinen Geschichte anbieten.

Wie bei einem guten Essen, bei dem der Gruß aus der Küche Magen und Laune öffnet, so soll auch diese Geschichte dazu dienen, Ihnen Lust auf mehr zu machen. Und zwar möglichst, ohne dass Ihnen da gleich etwas schwer im Magen liegt. Wie ein kleiner Butterkeks zum Kaffee …

Butterkekse – wer kennt sie nicht? Es gibt sie in den unterschiedlichsten Ausführungen: normal groß oder mini, mit

Schokoladenseite oder ohne, vom Marktführer oder als No-Name-Produkt. Wir alle haben schon erlebt, wie sie uns in schwierigen Situationen helfen können, und seien sie auch noch so unscheinbar: mitten auf einer Wanderung, wenn die Kräfte nachlassen, mit einer Horde Kinder abends im Schwimmbad, auf langen Zugfahrten als Notration und – bei der Version ohne Schokolade – sogar für die Tropen geeignet!

Der Butterkeks: minimalistisch, praktisch und einfach in der Handhabung, ein wenig trocken, vielleicht auch ein bisschen langweilig und altmodisch, aber als Retter in der Not stets willkommen.

Geschichten sind für mich wie Butterkekse. Sie bergen das Wissen und die Weisheit von Generationen, verschiedenen Gesellschaften und Entwicklungszeiten in sich, bringen das Wesentliche in Kürze auf den Punkt und lassen sich daher in jedem Kontext wunderbar nutzen. Ob in der Hypnotherapie, dem Coaching, in Kliniken oder einfach so unter Freunden. Hypnotherapeuten gehen davon aus, dass unser Unbewusstes ganz eigenständig Hilfreiches anknabbert und verwertet – um bildlich bei den Butterkeksen zu bleiben –, und zwar in einer gut verdaulichen Menge, sodass Geschichten ein ideales Mittel sind, neue Möglichkeiten zu eröffnen.

Der Appetithäppchenbutterkeks:

Frisch gewaschen
....
(Neuanfang, Selbstvertrauen, Trauer, Einsamkeit)

Es war einmal ein kleines Gespenst, das fühlte sich so niedergeschlagen, dass ihm nicht mal mehr das Herumspuken Spaß machte. Die Tage kamen ihm wie unüberwindliche Berge vor, alles war ihm zu viel. Es war so matt, dass eine Windbö es erfasste und in einen Waschzuber fegte, wo gerade Bettwäsche eingeweicht wurde. Zu nass, zu schwer und zu müde seufzte das kleine Gespenst leise und versank in der Lauge. Da es genauso aussah wie die Betttücher, wurde es von den Waschfrauen gewalkt, gewrungen und zum Trocknen auf die Leine gehängt. Da hing es nun, schlapp und feucht, und wehte kraftlos im Sommerwind. Je trockener es aber wurde, umso beschwingter und müheloser flatterte es an der Leine; aber diese Leichtigkeit bemerkte es in seiner Trübsal nicht.

Bis ein Mädchen neben ihm auftauchte und es betrachtete. Auf einmal sagte es sehnsüchtig: „Ach, wenn ich so leicht im Wind schweben könnte, wie würde ich lachen und singen und die Welt erkunden." Dann hüpfte es davon.

„Soso, würdest du", dachte darauf das kleine Gespenst und blickte dem Mädchen lange nach. (Lamprecht et al. 2019, 148)

1 Das therapeutische Erzählen

„Interessante Selbstgespräche setzen einen klugen Gesprächspartner voraus." *(Walter Whitman)*

Therapeutisches Erzählen: Wer, wie, was, wieso, weshalb, warum?

Einmal fragte mich ein Leser: „Was genau ist eigentlich eine Geschichte"? Ich konnte so spontan keine eindeutige Antwort darauf geben. Meist, wenn wir an Geschichten denken, fallen uns Märchen ein. Oder ein Band mit Kurzgeschichten. Oder erfundene Geschichten, die wir unseren Kindern oder Enkeln sonntags morgens im Bett erzählen. In der Regel verbinden wir mit dem Wort „Geschichte" eine relativ kurze abgeschlossene Erzählung.

In der Literaturwissenschaft ist eine Geschichte eine mündliche oder schriftliche Schilderung, die auf Tatsachen oder Fiktion beruht.

Nicht nur andere Menschen erzählen mir Geschichten, sondern ich erzähle sie mir auch permanent selbst. Oder genauer, ein Teil von mir erzählt sie einem anderen. Jede Erinnerung, die ich in meinem Kopf abrufe und damit auch neu konstruiere, ist eine Geschichte. Jedes Selbstgespräch, jede Vorstellung von Zukunft, Pläne, die ich mache. Eigentlich fabriziere ich Geschichten am laufenden Band.

Geschichten wurden schon immer erzählt, und zwar lange bevor wir begannen, die Welt zu vermessen. Die australischen

Aborigines erschufen ihre Welt sogar, indem sie sie erst erträumten und dann ersangen. Auch in Europa zogen Erzähler durchs Land und sorgten dafür, dass sich mithilfe von Geschichten, Sagen, Mythen und Märchen Wissen und Erfahrungen verbreiten konnten und sich so eine gewisse Orientierung in den frühen Tagen unserer Welt herstellte.

Das Geschichtenerzählen hat eine alte Tradition in allen Teilen der Welt, und die setzt sich bis in die heutige Zeit fort. Wer von uns erinnert sich nicht an die berühmten Märchen der Brüder Grimm, die Erzählungen von Hans Christian Andersen oder Wilhelm Hauff! Interessant ist im Zusammenhang mit Märchen auch, dass sich sehr ähnliche oder gar identische Motive in den Märchen einander völlig fremder Kulturen finden. So begegnen wir auch in der Märchenforschung Psychoanalytikern wie Carl Gustav Jung, der dieses Phänomen mit einem „kollektiven Unbewussten" zu erklären versuchte, welches besagt, dass alle Menschen eine ähnliche psychische Grundlage haben müssten. So etwas wie ein weltumspannendes psychisches Erbgut. Und da hätten wir schon die ersten Verbindungsfäden zwischen Geschichten und Psychotherapie.

Die Prophetentexte des Alten Testaments, die Gleichnisse Jesu und die Geschichten der Rabbiner verknüpfen Unterhaltung mit spirituellen, pädagogischen und sozialtherapeutischen Anliegen. Durch die gesamte christliche, jüdische und muslimische Geschichte hinweg wurden Metaphern zielgerichtet verwendet, um effektive Impulse zum Lösen von Problemen zu setzen. Eine gut erzählte Geschichte – und denken Sie hier an die jüdischen Witze, die in aller Kürze oft ein ganzes Bündel von Weisheiten beinhalten – kann sich der Aufmerksamkeit der Zuhörer ziemlich sicher sein. Menschen versuchen stets, den Sinn hinter einer Metapher zu erfassen, den Kern des Erzählten zu begreifen und so die darin enthaltene Botschaft zu verstehen.

In dieser schönen Geschichte besucht Mosche seinen Rabbi, weil er wissen möchte, was genau denn eine Alternative sei. Der Rabbi freut sich, weil er mal wieder eine Geschichte erzählen kann und bittet Mosche sich vorzustellen, er habe einen Hahn und eine Henne. Mosche sagt sofort, das sei kein Problem und nun verstünde er, was eine Alternative sei. Aber der Rabbi schüttelt den Kopf und meint, Mosche solle mit Huhn und Hahn in die Eierproduktion einsteigen. Das leuchtet Mosche auch gleich als Alternative ein, denn die Eier kann er ja dann verkaufen. Umso überraschter ist er, als der Rabbi erneut den Kopf schüttelt und vorschlägt, dass, statt mit den Eiern einen schwunghaften Handel zu beginnen, er sie lieber ausbrüten lassen solle, um so eine große Hühnerzucht zu starten. Da strahlt Mosche, bedankt sich beim Rabbi, sagt, nun sei ihm das mit der Alternative so richtig klar und wendet sich ab, um nach Hause zu eilen und Hahn und Henne zu besorgen. Der Rabbi aber hält ihn am Ärmel fest und bedeutet ihm, nicht ganz so schnell zu sein denn, wenn die Hühnerfarm erst mal stünde, käme eine große Flut und alle Tiere würden ersaufen. Mosche ist entsetzt, das sei ja furchtbar, sagt er, die armen, armen Hühner und was soll denn jetzt bitteschön die Alternative sein? Darauf antwortet der Rabbi trocken, das seien doch ganz klar „Enten, lieber Mosche, Enten! (Die Geschichte in aller Länge findet sich z. B. hier: http://www.nlp.de/exp_com/alternative.shtml)

Aber natürlich dienen Märchen und Sagen auch der Unterhaltung und dem Zeitvertreib. Sie geben eine Gelegenheit für das soziale Miteinander, bieten Gesprächsstoff oder verzaubern uns einfach. Und das Ganze ohne Werbeunterbrechungen!

Und was ist nun der Unterschied zwischen einer „normalen" und einer „therapeutischen" Geschichte? Was genau sind therapeutische Märchen oder Geschichten? Warum soll man sie erzählen? Was für einen Effekt haben sie? Wer braucht sie? Sind sie nur für Beratungssituationen geeignet oder profitiert jeder davon? Und sind sie ganz grundverschieden von den Märchen und Geschichten, die wir bereits kennen?

Geschichten und Metaphern wirken auf die Seele, denn sie sprechen unsere unbewussten Instanzen an. Es kann sein, dass sie einfach als Beispiele dienen, nach dem Motto: Ach, so könnte ich's ja auch mal machen. Oft enthalten sie aber, besonders wenn sie für bestimmte Thematiken erzählt werden, implizite Angebote an den Leser oder Zuhörer. Einladungen, sich unbewusst das aus den Geschichten herauszupicken, was für die jeweilige Situation gerade dienlich sein könnte. So kann es passieren, dass man einige Zeit später aus derselben Geschichte ganz andere Bedeutungen herausliest, je nachdem, worauf die eigene Aufmerksamkeit gerade fokussiert ist und wie der aktuelle Lebenskontext sich im Moment gestaltet.

Die Urform aller therapeutischen Geschichten sind unsere Träume. Sie begleiten uns und sind die ursprünglichste Art, mit der wir unser Leben sortieren und nach Lösungen suchen. Im Traum ordnen wir unser psychisches und soziales tägliches Erleben. Unser Kopfkino hilft uns, Eindrücke zu verarbeiten, Fragen zu stellen und Lösungen spielerisch (oder „träumerisch") zu erproben, mögliche Wege zu prüfen und so, nachts und ganz ohne das Zutun unseres Bewussten, nach Impulsen zu suchen, die uns auf den einen oder anderen Weg bringen können.

Träume lassen sich nach verschiedenen Funktionen einteilen. Es gibt Träume, denen eher eine Suchhaltung zugrunde liegt, wie ein Fischer, der früh am Morgen seine Netze auswirft und nach Krabben, Verzeihung: Lösungen fischt. Es gibt Albträume, die uns vor Gefahren warnen wollen. Und dann gibt es die wunderbaren Träume, die das stärken, was uns als Ressource zur Verfügung steht und im Leben gut gelungen ist, und die lautstark nach „mehr davon" rufen.

Manche Träume dienen der Nachbereitung, manche der Vorbereitung auf ein Ereignis. Vielleicht haben einige von Ihnen schon erlebt, dass künftige Dinge, wie Prüfungen oder große Feste, zum Beispiel eine Hochzeit, nicht nur ihre Schatten, sondern auch ihre Träume vorausschicken?

Träume und Geschichten sind aber nicht so verschieden, wie wir vielleicht denken. Genauso wie es die verschiedenen Grundformen oder Funktionen von Träumen gibt, gibt es diese bei Metaphern und Erzählungen. Und das lässt sich therapeutisch nutzen. Geschichten repräsentieren die Zielrichtung, Stärkendes zu verstärken, vor Schädlichem zu warnen und sich auf die Suche nach neuen Lebensmöglichkeiten zu machen. Sie regen an nachzudenken, die Gedanken frei und ungezwungen herumspazieren zu lassen und sich auch einmal mit ganz und gar ungewöhnlichen Dingen und Ideen auseinanderzusetzen.

So enthält das Lesen – und Vorlesen – von Geschichten magische Momente. Ganz wie von selbst kann ein Klima erzeugt werden, das eine gewisse Erwartungshaltung begünstigt und Magie in unser Leben lässt. Leser und Zuhörer tragen dazu bewusst und unbewusst bei. Kinder und alte Menschen lassen sich besonders gern verzaubern und in wundersame Welten entführen. So kann das Magische zwischen allen Beteiligten hin und her schwingen, sozusagen im Raum herumwabern. Man könnte auch „schwabern" sagen. Das Erfinden neuer Wörter oder das Verwenden von altertümlich anmutenden Begriffen trägt übrigens vortrefflich zur Verzauberung bei. Man entwirft und gestaltet so nebenbei gemeinsam eine eigene, besondere Welt. Dies schafft Zugehörigkeit und Bindungsgefühl. Vielleicht gibt es ja in Ihrer Familie auch Begriffe, die sonst niemand kennt? Bei denen andere nur verwundert und ratlos den Kopf schütteln, die für Sie und Ihre Lieben aber selbstverständlich sind? Häufig überleben Wörter, die Kleinkinder geprägt haben, als das Aussprechen von schwierigen Begriffen noch nicht so leichtfiel, ganze Jahrzehnte und gewinnen einen festen Platz im Familienwortschatz. Bei uns ist das der „Mammele", der heute noch im Badezimmer hängt. (Ich vermute, Sie haben eine ganz gute Vorstellung davon, was das sein könnte.) Sollte Ihnen, liebe Leserin, gerade so ein Begriff in den Sinn kommen, könnten Sie die Augen schließen und voll Neugier schauen, welche Bilder und Erinnerungen Ihr Unbewusstes Ihnen schickt und welche Gefühle und Körperempfindungen damit verbunden sein könnten.

Diese eigene, besondere Welt unterscheidet sich zwar häufig ganz grundsätzlich von unserer Alltagswelt, weist aber doch auch ebenso häufig Parallelen auf – und das mag ein Grund dafür sein, dass es uns leichtfällt, uns verzaubern zu lassen. Diese magischen Momente nutzt unser Unbewusstes, öffnet gewissermaßen die Türen zu den verborgenen Kammern, in denen all unser Wissen und unsere Fähigkeiten liegen. Beim Zuhören, und manchmal auch beim Erzählen geraten wir in einen Trancezustand. Wir sind entspannt und dem Allerweltsgeschehen ganz wortwörtlich ent-rückt. So können Inhalte der Geschichten noch tiefer aufgenommen werden, und meist wirken sie im Unbewussten noch lange weiter.

In unserer Familie ist Lesen und Vorlesen fester Bestandteil unseres täglichen Lebens. Als meine Kinder noch kleiner waren, spielten Geschichten daher eine große Rolle, und alle Großeltern beteiligten sich leidenschaftlich. Dabei unterschieden sie sich in ihren Gewohnheiten gewaltig: Während Opa Reiner lieber selber die wunderschönsten Geschichten über die Wühlmaus und ihre Freunde erfand – bis hin zu den in unserer Familie berühmten und bis heute praktizierten, in den Nacken gepusteten Wühlmausküsschen –, liebte Opi die Bilderbücher von Pettersson und Findus. Und er konnte sich so sehr in die Zeichnungen vertiefen (in eine Trance geraten), dass die Kinder ihn mehrfach anstupsen und bitten mussten, nun doch auch endlich weiterzulesen!

Im Gegensatz zu unserem bewussten Alltag erwarten wir in Märchen und Geschichten keine Logik. Sonst so rational und aufgeklärt unterwegs, kommen wir bei einer Geschichte eher selten mit einem „Ja, aber" um die Ecke. Unter leichter Umgehung des bewussten Denkens, mit seiner Tendenz, sich vom Gewohnten, dem Befürchteten und allem, was man so zu wissen glaubt, lähmen zu lassen, haben „bloße" Geschichten einen direkten Zugang zu unseren unbewussten Lösungsinstanzen. Und diese haben sehr viel reichhaltigere Suchmöglichkeiten und Vorstellungswelten, als der kognitive Anteil unseres Hirns sich vorstellen kann.

In Geschichten spielen Humor, Optimismus und Neugier oft eine große Rolle. Das hilft, mit aktuellen Problemen anders umzugehen, da die Aufmerksamkeit unwillkürlich auf etwas weitaus Angenehmeres gerichtet ist. Wenn wir mit dem Begutachten und Beurteilen uns problematisch erscheinender Situationen beschäftigt sind, sind wir in einer Art Problemtrance gefangen. Da verengt sich unser Denken, es entsteht der berüchtigte Tunnelblick. Und wen wundert es, wenn wir da die blühenden Landschaften um uns herum nicht mehr sehen können! Geschichten öffnen hier sozusagen Fenster im Tunnel, durch die wir auf einmal bisher nicht sichtbare Lösungs- und Verhaltensmöglichkeiten entdecken können.

Vielleicht kann man daher sagen, dass das Therapeutische an Geschichten und Märchen so etwas wie ein Guckloch ist, durch das wir in andere Möglichkeitswelten hineinblicken können. Was genau wir aber daraus machen, das kann sowohl von unserem inneren Zustand als auch von äußeren Ideen oder Interventionen abhängen.

Magische Momente für Kinder und Jugendliche nutzbar machen

„Das haben wir noch nie probiert, also geht es sicher gut."
(Pippi Langstrumpf, Astrid Lindgren)

Nicht umsonst beginnen wir bereits früh damit, unseren Kindern das Lesen und Schreiben beizubringen. Beide Fähigkeiten sind nicht nur bildungspolitisch relevant, sie bestimmen auch die Qualität der Begegnung mit unserer Umwelt und mit uns selbst. Viele von uns haben vermutlich als Teenager Tagebuch geschrieben – Gedanken und Gefühle mitzuteilen und sei es lediglich einem Stück Papier, kann zur Klärung, Verarbeitung und dem Entwickeln von Lösungen entscheidend beitragen. Ähnliches gilt für das Gespräch mit Freunden und Familie. Ich kann mich noch gut an lange „Quatschrunden" mit meinen Freundinnen erinnern: Früher über die Probleme mit Lehrern, Eltern und der ersten großen Liebe, heute über Probleme mit Lehrern, Kindern und der letzten großen Liebe! Und damals wie heute wiederholen wir immer wieder das Thema, das uns gerade bewegt; man könnte auch sagen, wir „vergeschichten" es. So wird es greifbarer, plastischer, farbiger und verstehbarer und erhält zusätzlich eine spielerische und fantastische Umhüllung, die dem Ganzen ein wenig an Schrecken und Schwere nimmt.

Es verwundert daher nicht, dass es etliche Studien zur therapeutischen Wirksamkeit von Geschichten und Tagebuchschreiben gibt. Als Beispiel möge hier die Studie von Tobias Blechinger und Gunther Klosinski dienen, die mithilfe eines Fragebogens in kinder- und jugendpsychiatrischen Organisationen im deutschsprachigen Raum nach Methoden und Wirkungsweise der Bibliotherapie (aus dem Griechischen: biblion = Buch und therapeia = Pflege, Heilung) gefragt haben (Blechinger/Klosinski 2011).

Die am häufigsten in den Kliniken gebräuchliche Methode ist demnach zunächst das Vorlesen, dem ein eigenständiges Weiterlesen folgt. In der therapeutischen Arbeit wird anschließend auf die Wahrnehmungen und Vorstellungen der Kinder, welche beim Lesen entstanden sind, Bezug genommen. Durch den Einsatz von Stimme, Umgebung und das Schaffen einer magischen Atmosphäre kann eine besondere Intensität der Begegnung des Kindes mit dem Therapeuten erreicht werden. Auch Jugendliche nehmen das Angebot auf freiwilliger Basis meist gerne an. Ganz allgemein könnte man daher sagen, dass die Begegnung in und mit Geschichten die Beziehungsgestaltung mit Kindern und Jugendlichen erheblich erleichtert und vereinfacht. Dadurch werden sie dann vielleicht sogar schöner, lustiger, tiefer, befreiender, erkenntnisreicher und und und …

Es ist einfach, aber nicht leicht: die Macht der inneren Bilder

„Man kann die Welt oder sich selbst verändern. Das Zweite ist schwieriger!" (Mark Twain)

Wenn unser Geist alle Wahrnehmungen, egal, ob erinnerte, momentane oder zukünftige, grundlegend gestaltet, dann kann er sie auch umgestalten. Ein Haus, das ich selber baue, kann ich im Inneren und Äußeren so einrichten, wie ich das möchte. Und diese Einrichtung kann ich auch immer wieder ändern.

Auf unser Erleben bezogen heißt das, dass es willkürlich und unwillkürlich (also bewusst und unbewusst) modelliert werden kann. Und deshalb haben wir unendlich viele Gestaltungsmöglichkeiten. Gleichgültig, ob es sich um Erinnerungen an die Vergangenheit oder unsere Erwartungen an die Zukunft handelt, wie wir die Dinge deuten, welchen Glaubenssätzen wir anhängen, welche wir behalten oder hinterfragen, all das bestimmen wir sozusagen minütlich selbst.

Die Fähigkeit, die wir dafür benötigen, heißt Imagination. Vorstellungskraft. Und die wird in unserer westlichen Welt leider immer noch oft abgewertet. Der „Wolkenkuckucksheimer" wird bestenfalls noch bis zum Kindergartenalter toleriert. Spätestens in der Schule fällt negativ auf, wer aus dem Fenster hinausträumt. Statt nach diesen Fantasiereisen gefragt zu werden, hagelt es schlechte Noten und Notizen an die Eltern. Wir vergessen dabei, dass diese schöpferische Kraft uns aus dem Neandertal in das digitale Zeitalter hineinkatapultiert hat. Und während wir manche Start-ups begeistert als visionär feiern, weil sie durch ihren Erfolg aus der Menge der Träumenden herausragen, vergessen wir, dass es doch auf dem Weg zu bahnbrechenden Visionen und Entwicklungen hat es immer tausende andere kleine Fantastereien gegeben, die sich gegen unsere Nun-sei-mal-realistisch-Einstellung durchsetzen mussten. Keine leichte Aufgabe!

Wir können uns sowohl unsere Vergangenheit auf andere, neue Art und Weise in Erinnerung rufen als auch alles Unvorstellbare mit Leichtigkeit vorstellen. Das kann ausgesprochen lösungsorientiert sein, und wer weiß, wo wir heute wären, wenn wir uns erlaubten, diese Fähigkeit sehr viel intensiver zu nutzen als bisher!

Aus der Hirnforschung wissen wir, dass die Unterschiede zwischen Wahrnehmung und Imagination gering sind – im Gehirn herrscht immer die Wahrhaftigkeit der Bilder, die wir darin spazieren tragen. Der erste Schluck Kaffee am Morgen ist Sekundenbruchteile, nachdem Sie ihn hinuntergeschluckt haben, bereits Erinnerung. Und damit von uns beeinflussbar: Ob wir ihn eher bitter, zu süß oder gerade richtig fanden, das können wir nachträglich verändern.

Das meiste, was wir als Wahrnehmung und damit als „real" empfinden, ist insofern eine Imagination, als wir etwas in das Wahrgenommene hineindeuten, das abhängig von unseren Vor-(ein)stellungen ist. Und wenn das so ist, dann sind Vorstellung und Realität nur vage voneinander zu unterscheiden. So kommt es, dass einige Therapeuten (wie zum Beispiel Gunther Schmidt) bereits von „Wahrgebung" statt „Wahrnehmung" sprechen.

Aus diesen und ähnlichen Erkenntnissen könnte man daher schließen, dass Erinnerungen, Jetzt-Erleben und Erwartungen an zukünftige Ereignisse das Ergebnis von Geschichten sind, die wir uns über uns und unser Leben selbst erzählen. Was ist Realität, was Vorstellung? Unser Erleben bringt also nicht nur Geschichten hervor, sondern es besteht aus Geschichten.

Womit der bekannte Satz „Die schönsten Geschichten schreibt immer noch das Leben" eine ganz neue Bedeutung erhält!

Ein paar Gedanken zur Hypnotherapie

„Es sind nicht die Dinge, die uns beunruhigen, sondern unsere Gedanken über die Dinge." (Epiktet)

Schönen Gruß von der Hypnoschlange Kaa aus dem Dschungelbuch

Die Wirkung von Hypnose, im Sinne von Ansprechen und Nutzen des Unbewussten, ist schon seit Tausenden von Jahren bekannt. Auch heute nutzen viele Hypnotherapeuten das Potenzial von Geschichten und Metaphern.

So richtig in Schwung kam die Hypnotherapie im 20. Jahrhundert mithilfe des amerikanischen Psychiaters Milton Erickson, der als Jugendlicher an Kinderlähmung erkrankte. Er überlebte zwar, blieb aber gelähmt. Zufällig entdeckte er, dass er eine unwillkürliche Muskelbewegung hervorrufen konnte, wenn er sich den entsprechenden Bewegungsablauf bewusst und detailreich gedanklich vorstellte. Auf diese Art und Weise heilte er sich selber nahezu vollständig. Geprägt von dieser Erfahrung formulierte er für sich die Hypothese, dass jeder Mensch über unbewusste Fähigkeiten verfügen müsse, die unter Hypnose leichter zugänglich gemacht werden könnten. Im Laufe seines beruflichen Lebens wurde er zum weltweit bekanntesten Hypnothera-pieforscher und -anwender. Viele Hypnotherapeuten sind heute von Ericksons Verständnis von der essenziellen Bedeutung einer kooperativen Zusammenarbeit mit den Klienten und der Nutz-barkeit des Unbewussten geprägt.

Der „Erfinder" der Hypnose

Die wissenschaftlich-medizinische Anwendung ist seit über 200 Jahren belegt. Der schottische Neurochirurg Dr. James Braid prägte den Begriff „Hypnose", nachdem er entdeckt hatte, dass er Patienten mithilfe von Suggestionen und Augenbewegungen in eine Art Trance versetzen konnte. Er beobachtete, dass Patienten bei einem länger andauernden Anstarren eines kleinen Objekts nach einer Weile unwillkürlich die Augen schlossen, und nahm demzufolge an, dass es sich bei dem Phänomen um eine Art Schlaf handeln müsse. Das Wort „Hypnose" leitet sich von dem griechischen Gott Hypnos, dem Gott des Schlafes, ab. Braid er-kannte zwar bald, dass es sich bei dem Zustand nicht um Schlaf im herkömmlichen Sinne handelte und benannte daher das Phä-nomen in „Monoideismus" um, was Bewusstseinseinengung auf einen Gedanken oder Zustand bedeutet. Aber der Begriff „Hyp-nose" hatte sich bereits etabliert und ist bis heute gebräuchlich.

Hypnose ist seit Jahrzehnten bei uns anerkannt (zum Bei-spiel in Form von Entspannungsverfahren, wie dem autogenen Training) und teilweise Bestandteil kassenärztlicher Versorgung. Als psychotherapeutisches Verfahren wurde die Hypnotherapie 2006 vom Wissenschaftlichen Beirat Psychotherapie für eine Vielzahl von Erkrankungen, Schmerz- und Suchtproblemen an-erkannt. Die Wirksamkeit der Hypnose in der Psychotherapie ist gut belegt (Revenstorf 2003).

Showhypnose oder: Ich bin dann mal ein Huhn

Leider sind Verständnis und Eindruck von Hypnotherapie heute noch immer häufig von der sogenannten „Showhypnose" geprägt, von der ich mich hier deutlich distanzieren möchte. Es sei jedem selbst überlassen, ob er sich mit Hypnose zu Unterhaltungszwecken beschäftigen möchte oder nicht. In jedem Fall sollte man über die ethischen Grundlagen nachdenken.

Bei dieser Form der Unterhaltung wird ein Bewusstseinszustand bei den Teilnehmern hergestellt, der eine vermeintliche Kontrollübernahme des Hypnotiseurs über den/die Beteiligten glaubhaft macht. In Wirklichkeit hat das aber nichts mit Kontrolle, sondern vielmehr mit Kooperation zu tun.

Hypnose oder auch Trance in therapeutischen Kontexten verhilft dem Beteiligten lediglich dazu, sich auf der Grundlage seiner gesammelten und erworbenen Erfahrungen auf Verhaltensmuster zu besinnen, die im jeweiligen Kontext wünschenswert sind. Kein Hypnotiseur kann einem anderen Menschen seinen Willen aufzwingen, ihm Gedanken eingeben oder zu Taten veranlassen, denen dieser nicht zumindest unbewusst zustimmt. Darin liegt natürlich die Krux: Wir wissen ja nicht bewusst, wozu wir unbewusst Lust hätten oder fähig wären. Daher sind erfahrene Showhypnotiseure auch extrem gute Menschenkenner und haben ein fundiertes und großes Wissen über vor allem nonverbale Kommunikation, um möglichst genau ausloten zu können, wie weit die Kooperationsbereitschaft des Betreffenden geht. Wenn ich also auch unbewusst weder die Lust verspüre, als Huhn über eine Bühne zu hüpfen, noch Vergnügen daran finde, mich von anderen über diesen Punkt hinaus kontrollieren zu lassen, wird mein Unbewusstes autonom und selbstverantwortlich dafür sorgen, dass ich aus dem Prozess auch ganz bewusst aussteige.

In der Therapie nutzen wir aber nun den Effekt, dass wir bewusst nicht wissen, welche Lösungsmöglichkeiten für das entsprechende Problem in uns schlummern, und „zapfen" diese innere Weisheit mit hypnotherapeutischen Mitteln (Sprache, Wortwahl, Stimmlage sowie weitere sprachliche Techniken) an.

Dabei gilt es, stets darauf zu achten, dass der Klient sich in einem geschützten inneren Raum befindet. Therapeuten sorgen daher, jeder auf seine Weise, dafür, dass das Unbewusste, das wir zur gemeinsamen Arbeit sozusagen einladen, auch weiß, dass es sich jederzeit wieder verabschieden kann, wenn ihm das Angebotene nicht schmeckt oder es schlicht und einfach satt ist. Man könnte sagen, solange wir uns in und mit Liebe begegnen und diese in die Mitte des Miteinanderseins stellen, ist gut für die Unabhängigkeit und Sicherheit unseres Unbewussten gesorgt.

Hypnose ist ihrem Wesen nach nichts anderes als fokussierte Aufmerksamkeit. Wir richten das Denken, Fühlen und Erleben nach innen. Alles Äußere wird ausgeblendet. Dieses Richten der Aufmerksamkeit auf ein bestimmtes inneres Erleben nennt man auch „Trancezustand" – ein ganz natürlicher Prozess, den wir täglich immer wieder erleben, oft, ohne es zu bemerken. Wir waren dann einfach „kurz mal weg". Dieser Zustand ähnelt sehr einer Meditation. In Gehirnscans lässt sich nachweisen, dass sich während einer Meditation oder bei in solchen Techniken geübten Probanden Gehirnareale aktivieren lassen, die uns zum Beispiel einen vermehrten Zugang zu unseren eigenen Gefühlen erlauben und uns den Zugang zu unserem unbewussten Wissen erleichtern.

Das Kino im Kopf oder: Ein Oscar für Ihr inneres Filmteam

Für Milton Erickson, ein Meister der Nutzung von Metaphern und Geschichten, war Hypnose und Trance ein veränderter Bewusstseinszustand, in dem es durch tiefe innere Aufmerksamkeitsfokussierung möglich wird, Ideen zu entwickeln, durchzuspielen und sie gegebenenfalls auch wieder zu verwerfen. Es ist daher die Aufgabe von Therapeuten, eine genügende Menge an hilfreichen und möglichst einfachen Suggestionen, also Vorschlägen, anzubieten in der Hoffnung, dass etwas dabei ist, was dem Klienten „schmeckt". Das ist in der Tat ähnlich wie beim Essen. Der eine liebt Aale, für den anderen sind sie das längste kulinarische Entsetzen der Welt. Manche finden rote Grütze lecker, andere beißen lieber in einen Apfel. Und für Erinnerungen gilt: Der eine verbindet mit dem Bild „Strand und Meer" Entspannung und Erholung, bei einem anderen entsteht dabei jedoch Angst oder gar Panik, weil er einmal von einer großen Welle mitgerissen wurde.

Ich kann mich erinnern, dass ich vor vielen Jahren an einer geführten Trancereise teilnahm. Der Meditationstrainer wollte mich mit seinen Worten partout auf einen Berg mit herrlicher Aussicht und glasklarer Luft schicken. Indes, mein bewusstes Ich verweigerte sich standhaft dieser Bevormundung, und statt in einen entspannten Zustand zu geraten, wurde ich zunehmend ärgerlicher. Damals dachte ich – so typisch – es läge an mir, und ich wäre zu tiefer Entspannung einfach nicht fähig. Heute jedoch weiß ich, dass die Situation anders verlaufen wäre, wenn die Tranceinduktion damals Berg oder Strand oder Wiese oder „egal, an welchem Ort Sie gerade eine wunderbare, leichte und erholsame Entspannung erleben möchten" gelautet hätte.

Immer dann, wenn wir neue Informationen erhalten, sucht unser Gehirn nach Ähnlichkeiten in unserem Erinnerungsnetzwerk und verknüpft beides miteinander. Das Wahrnehmen von etwas Neuem ist daher ohne gleichzeitiges Erinnern und ein gefühlsmäßiges Bewerten nicht möglich. Je mehr unterschiedliche Kanäle (also auditiv, visuell, kinästhetisch, olfaktorisch und geschmacklich) ich anspreche, umso stärker kann die Verknüpfung werden. Nicht nur wir, als ganzer Mensch, wollen die Wahl haben, auch unser Gehirn braucht möglichst verschiedene Stimulationsangebote.

Insofern ist es wichtig, dieses Angebot so offen wie möglich zu gestalten. Das geht besonders gut mit Geschichten. Da sind wir es gewöhnt, unsere Fantasie spielen zu lassen, und es ist von vornherein klar, dass wir in einer fantastischen Welt unterwegs sind, in der nichts erklärt werden muss. Wie heißt es so schön bei „Alice im Wunderland": „Manchmal denke ich schon vor dem Frühstück an nicht weniger als sechs unmögliche Dinge." So kann mit einem gezielten Einsatz von Worten und Metaphern den unwillkürlichen und unbewusst ablaufenden inneren Prozessen ein freundlicher Stups in eine wünschenswerte Richtung gegeben werden.

Wie aber funktioniert das? Wie kommt es, dass etwas Gehörtes eine Auswirkung auf meine Verhaltensweisen, mein inneres Erleben oder sogar auf meine Körperfunktionen hat? Und das am Ende noch ganz ohne mein bewusstes Zutun? Das liegt daran, dass unser Gehirn assoziativ und bildhaft unterwegs ist. Innere Bilder repräsentieren die Erfahrungen, die wir im Laufe unseres Lebens gemacht haben und machen. Dazu kommt, dass sich unser Gehirn jederzeit umbauen und verändern kann. Heute kann das, was die Hypnotherapie schon seit vielen Jahrzehnten in ihrer Anwendung zeigt, durch empirische Forschungen belegt werden. So beschäftigt sich zum Beispiel Ellen Langer (2009) mit dem Thema, inwieweit unser Gehirn unseren Körper beeinflusst.

So zum Beispiel in der Schlafforschung. Dort kann man mit Messgeräten zeigen, dass ein Mensch, der mit ausgeglichenem Gemüt und normalen Körperfunktionen einschläft, durch einen Albtraum körperlich so reagiert, als würde er das Geträumte tatsächlich erleben. Der Blutdruck steigt, Atmung und Muskelreaktionen verändern sich, man fängt an zu schwitzen, das Immunsystem verliert an Kraft und Leistungsfähigkeit, alle stresstypischen Veränderungen finden statt (Schredl 2009). Und das alles, obwohl Körper und Hirn gemütlich im Bett liegen!

Offensichtlich unterscheidet unser Gehirn, wenn es die Botenstoffe und Signale je nach Bedarf und Situation freisetzt, nicht stringent zwischen Einbildung und Realität. Es denkt und arbeitet in einer bildhaften, nicht in einer erklärenden Sprache. Um Eindrücke zu verarbeiten, liest unser Oberstübchen eben nicht die Tageszeitung, sondern spaziert durch das Frankfurter Städel.

Wenn wir anfangen zu träumen, sind die logischen Zentren unseres Gehirns, die die Welt von analytischen Gesichtspunkten aus betrachten, außer Betrieb. Die werden für die Hollywood-Filmproduktionen, die jetzt in den visuellen und emotionalen Zentren auf Hochtouren laufen, ja auch nicht gebraucht. Schließlich sind weder „Herr der Ringe" noch „Fluch der Karibik" oder gar „Der König der Löwen" logisch – dafür höchst spannend und unterhaltsam.

Und so sehr unterscheidet sich ein Traum nicht von dem tranceähnlichen Zustand, in den wir geraten, wenn wir ganz in eine Geschichte eintauchen. Während in unserem Alltag eher das rationale Bewusstsein herrscht, die Logik den Weg vorgibt und alles berechenbar zu sein scheint, haben wir in der Welt der Geschichten Zugang zu unseren verborgenen Räumen, anderen inneren Erlebniswelten und unserem unbewussten, intuitiven Wissen, das von großer Kraft und Wirksamkeit ist.

Jeder, der schon einmal so vertieft in ein Buch war, dass er das Klingeln an der Tür überhört hat, weiß, dass in einer leichten Trance die Grenzen zwischen Vorstellung und Realität, bewusstem Willen und unbewusstem Geschehen verschwimmen. Das lässt sich an einfachen Beispielen verdeutlichen. Sie kennen sicher die Geschichte von dem rosaroten Elefanten. Wenn ich Sie bitte, auf keinen Fall, unter keinen Umständen an einen rosaroten Elefanten zu denken, dann wird Ihnen das sicher leichtfallen. Sie müssen sich ja nur sagen: Ich denke nicht an einen rosaroten Elefanten! Sie sind ja wohl Ihr eigener Herr und können selbst bestimmen, woran Sie denken möchten. Oder?

Ich weiß nicht, ob Ihr Elefant eher ein hellrosa oder ein dunkelrosa Fell trägt. Überhaupt Fell. Wieso Fell? Seit wann haben Elefanten ein Fell? Ist es puschelig oder glatt? Ich weiß auch nicht, wie groß Ihr Elefant ist oder wie alt. Vielleicht ist es auch eine Elefantenfamilie. Ich bin mir aber ziemlich sicher, dass in Ihrem Kopf jetzt mehr oder weniger fellbesetzte graue Riesen, ach nein, pardon, rosarote Riesen herumspazieren. Obwohl ich Sie doch gebeten hatte, gerade nicht an solche Tiere zu denken.

Ähnlich ist es mit der Vorstellung, in eine schöne saure Zitrone zu beißen. Wahrscheinlich können Sie bei diesem Bild auch ein Körpergefühl wahrnehmen. Hmm, erfrischend. Merken Sie, wie sich Ihr Mund zusammenzieht und die Speichelproduktion anläuft? Das ist ein altbekanntes Beispiel für die Wechselwirkung zwischen Vorstellung und Körperreaktion. Und wenn das mit Zitronen funktioniert, warum dann nicht auch mit psychischen

Problemen oder körperlichen Erkrankungen und dazu passenden hilfreichen Geschichten?

Als meine Tochter sich mit 17 Jahren die Mandeln entfernen lassen musste, haben uns im Vorfeld alle gewarnt. Schmerzhaft würde es werden, die Gefahr von Nachblutungen sei nicht zu unterschätzen, und ganz allgemein kämen zwei harte Wochen auf sie zu. Außerdem würden die Schmerzmittel oft nur bedingt helfen. Am eifrigsten mit solchen Bemerkungen waren die behandelnden Ärzte, die ihr sogar voraussagten, an den Tagen 5 bis 9 nach der Operation bekäme sie mit an Sicherheit grenzender Wahrscheinlichkeit heftige Ohrenschmerzen. Feste Nahrung könne sie frühestens nach zehn Tagen wieder zu sich nehmen.

Ich habe mit ihr vor und direkt nach der Operation sowie an den darauffolgenden Tagen verschiedene Trancereisen gemacht. Das Ohrenschmerzthema haben wir auf ihren Wunsch hin mit einer der „Feuerzangenbowle" entlehnten („Wat is eine Dampfmaschin', da stelle mer uns mal janz domm") Dampfmaschinengeschichte bearbeitet. Am Ende hatte sie keine Ohrenschmerzen, konnte die Schmerzmittel bereits am dritten Tag absetzen und noch im Krankenhaus einen Hamburger essen. Ob das nun alles mit meinen therapeutischen Künsten und ihrem ausgezeichneten Vorstellungsvermögen zusammenhängt, mag dahingestellt sein. Die Ärzte hat es in jedem Fall überrascht, und meine Tochter und mich hat es gefreut. (Siehe auch Kapitel 4: Trancereisen.)

Man könnte also sagen, dass hypnotherapeutische Techniken Veränderungsprozesse einleiten und begünstigen können. Durch das Ausblenden von sowohl äußeren Störreizen als auch des bewussten Überlegens und Nachdenkens werden innere Lern- und Lösungsprozesse angeregt.

Guck mal, wer da spricht

„Versuchungen sollte man nachkommen. Man weiß nie, ob sie wieder-
kommen." *(Oscar Wilde)*

In unserer Alltagswelt ist Sprache nicht nur das Mittel der Kommunikation, sondern auch das hauptsächlich beziehungsstiftende Element. Wenn wir etwas erreichen, bewirken, verändern möchten, dann reden wir. Mit dem Gedanken, dass der andere (oder bei Selbstgesprächen auch wir selber) dann verstehen wird, was wir meinen oder wollen, und als Folge dessen dann entsprechende Veränderungen herbeiführt. Das ist aber leider ein fataler Irrtum. Die meisten Teile unseres Gehirns sind nicht bewusst und rational organisiert, sondern abhängig von unserem unbewussten Wissen und unseren willkürlichen und unwillkürlichen Prozessen. Viele der in unserem Oberstübchen stattfindenden neuronalen Vernetzungen werden nicht durch Sprache ausgelöst. Bestimmte Teile, wie die Amygdala und das limbische System, sind weder mit Deutsch, Englisch oder Hindi zu erreichen, wohl aber mit körperorientierten oder bildlichen Verfahren. Man spricht umgangssprachlich nicht umsonst von „Säugetiergehirn" und „Reptiliengehirn". Das soll zeigen, dass einige unserer Gehirnareale nicht mit Vernunft und rationalem Denken arbeiten, also nicht mit der uns üblichen „Sprache", sondern eben bild- und/oder köperorientiert. Dann hätte ich in meinem Hirn einen Teil, mit dem ich eher wie mit meiner Katze sprechen müsste. Die versteht meine Streicheleinheiten prima, aber ein „Nein, Krümel, Mäuse bitte nur draußen" zeigt leider keine gewünschte Wirkung. Also von mir gewünschte!

Der Hirnforscher Gerhard Roth (2005) vermutet, dass der Sitz unserer Psyche sich im limbischen System befindet. Oder genauer, das „Psychische" entsteht durch die Verbindung der Großhirnrinde (unserer Bewusstheit) mit zahlreichen unbewussten Gehirnarealen wie z. B. des limbischen Systems. Das wird besonders gut deutlich, wenn wir uns die Funktionen des limbischen Systems angucken. Neben der emotionalen Verhaltenssteuerung, dem Lernen und der Gedächtnisbildung ist es vornehmlich mit der Regulation der vegetativen Grundfunktionen des Körpers (Atmung, Blutkreislauf, Stoffwechsel, Verdauung usw.) und der Kontrolle unserer automatischen, lebenserhaltenden Reaktionen wie Angriff, Flucht und Verteidigung beschäftigt. Das sind alles Muster, die sich unserer bewussten Kontrolle meist zur Gänze entziehen und vielmehr vollkommen unbewusst ablaufen.

Lediglich in der Großhirnrinde sitzt der Teil, den wir mit „Bewusstheit" bezeichnen können. Die Krux ist aber, dass die Großhirnrinde nicht der Chef des Hauses ist, sondern der Teil des Gehirns, der eher gesteuert wird, als selbst zu steuern. Und zwar vom Unbewussten. Sie ist aber auch der Teil, der mit uns „spricht", mit dem wir Gedanken bilden und Strategien verfolgen, und so denken wir, dass sie auch die Entscheidungen fällt und also für uns mit sprachlichen Mitteln erreichbar ist. Unsere gesamte westliche Kultur ist auf der Annahme aufgebaut, dass wir mit unserem Oberstübchen vernünftig reden könnten und es dann doch bitte erkennen möge, was richtig und falsch, hilfreich oder unsinnig ist, und uns in diesem Sinne zur Lösung führe. Wie wir alle wissen, klappt das wunderbar. Oder?

Wen kennen Sie, dem die Erkenntnis „Rauchen schadet Ihrer Gesundheit" geholfen hätte, mit der Qualmerei aufzuhören? Lernen Ihre Kinder jeden Tag sieben Vokabeln, weil Sie ihnen nach der letzten Veranstaltung in der Schule zum Thema „Wie lerne ich richtig?" genauestens erklärt haben, dass sich unser Gehirn prima sieben Begriffe merken kann, aber nicht mehr? Und gehen Sie immer mit vollem Magen einkaufen? Verzichten auf zuckerhaltige Nahrungsmittel, nehmen das Rad statt des Autos? Nun?

Es klappt eben nicht mit der kognitiven Überzeugungsarbeit. Unser Großhirn ist wunderbar einsichtig, trifft aber Entscheidungen aufgrund anderer Informationen. Ob wir daher gemäß unserer Einsicht handeln oder nicht, entscheidet in erster Linie das limbische System mit seinem emotionalen Gedächtnis. Und das wiederum arbeitet zumeist unbewusst.

Wie wir bereits bei dem Schlafexperiment gesehen haben, steuern sich Geist und Körper wechselseitig. Ich kann also meine

Körperfunktionen mit inneren Bildern lenken und umgekehrt. Hier ein Beispiel: Stellen Sie sich mal vor, Sie haben gerade schlechte Laune und Ihre inneren Bilder sind eher düster. Dann richten Sie sich besonders gerade auf und gehen schwungvoll, mit einem breiten Grinsen im Gesicht durch die Gegend. Und schauen mal, wie lange es dauert, bis die innere Farbgebung sich aufhellt.

Bis eben ging es um das Thema „Imagination und Hypnotherapie". Wechselseitig heißt ja aber auch, dass unser körperlicher Zustand, sogar unsere Körperhaltung, einen nicht zu unterschätzenden Einfluss auf unsere inneren Bilder und damit auch auf unsere seelische Verfasstheit haben muss. Psyche, Vorstellungskraft und Körper lassen sich kaum voneinander trennen. Das geht sogar soweit, dass körperliche Betätigung bei bestimmten Formen einer Depression eine zumindest vergleichbare positive Wirkung auf die Psyche hat wie die herkömmlichen Antidepressiva (Kirsch 2016). Nur mit eher wünschenswerten Nebenwirkungen, wie verbesserter Fitness und damit einhergehender körperlicher Gesundheit.

Embodiment

„Das Wunder ist eine Frage des Trainings." (Carl Einstein)

Diese Form der Wechselwirkung zwischen Körper und psychischen Prozessen nennt man „Embodiment", was mit dem Begriff „Verkörperung" eher unglücklich übersetzt ist. Der Neurowissenschaftler António Damásio (2016, 118) hat das so formuliert: „The mind is embodied, not just embrained." Was so viel heißt wie: „Der Geist sitzt nicht nur im Gehirn, sondern auch im Körper."

Das berechenbar unbewusste Hirn oder: Kekse, ich will Kekse

Aus zahlreichen Experimenten und Untersuchungen weiß man, dass Berührungen, Körperhaltungen und Empfindungen einen direkten Einfluss auf unser Gehirn haben. Ein bekanntes Beispiel ist das sogenannte „Handflächenparadigma", zu dem es die verschiedensten Untersuchungsanordnungen gibt, zum Beispiel das Keksexperiment von Jens Förster (2003) von der Universität Würzburg. In diesem sitzen zwei Gruppen von Menschen an Tischen, um eine bestimmte Aufgabe zu erledigen. Dabei drückt die eine Gruppe mit der Handfläche von oben, die andere mit der Handfläche von unten gegen die Tischplatte. Nach einer halben Stunde ist die Aufgabe erledigt. Die Aufgabe selbst ist nicht weiter von Bedeutung. Gegenstand der Untersuchung waren nämlich die Kekse, die in Schalen verteilt auf den Tischen standen. Deren übrig gebliebene Menge wurde gezählt, und es stellte sich heraus, dass die Gruppe, die mit nach oben gerichteter Handfläche am Tisch saß, fast dreimal mehr Kekse gegessen hatte als die andere Gruppe. Obwohl alle direkt nach einem reichlichen Mittagessen mit dem Experiment begannen. Es gibt also anscheinend eine annehmende Handhaltung (Handfläche nach oben) und eine ablehnende, die beide unterschiedliche Netzwerke in unserem Gehirn stimulieren und so zu unterschiedlichen Verhaltensweisen führen.

So kann man heute auf vielfältige Weise die engen Beziehungen zwischen Körper und Gehirn, Soma und Psyche aufzeigen, und wir sehen, dass in uns unentwegt ein reger Austausch über neue Erfahrungen stattfindet. Da der Körper in Wechselwirkung mit dem Gehirn steht, führen die gemachten Erfahrungen auch dort zu Veränderungen. Diese dauernde Bezogenheit von Körper und Geist führt dazu, dass gedankliche Neuorientierung Auswirkungen auf die Körperfunktionen hat und vice versa. Versuchen Sie doch einmal, sich genüsslich zu entspannen, wenn Ihnen gerade der Steuertermin (nächsten Monat!) durch den Kopf geht.

Eine nützliche und bekannte Übung ist auch, bei schlechter Stimmung eine Minute herzhaft zu lachen; gern können Sie auch einfach nur so tun als ob. Oder einen Stift quer zwischen die Zähne klemmen. Sie werden feststellen, dass es Ihnen danach stimmungsmäßig besser geht. Probieren Sie es aus!

Zurück zu unserem Thema, den inneren Bildern und deren heilsamer Wirkung auf sowohl psychisches als auch körperliches Erleben. Da das Wissen um die Möglichkeiten des Embodiment jedoch in meiner Hitliste von „good to know" ziemlich weit oben steht, finden Sie, lieber Leser, im Anhang alle Quellen und weiterführende Literaturhinweise, die Ihre Neugierde anfachen und Ihren Wissensdurst stillen könnten.

2 Die Geschichten

„Wenn das Kamel erst mal seine Nase ins Zelt gesteckt hat, wird sein Körper bald folgen." (saudi-arabisches Sprichwort)

Einleitung

Es ist wie ein Reflex: Wenn wir jemanden hören, der etwas Spannendes, Interessantes oder Lustiges erzählt, spitzen wir wie von selbst die Ohren, egal, ob im Zug, im Restaurant oder an der Bushaltestelle. Wie viel intensiver muss dann erst das Zuhören sein, wenn geliebte und uns nahestehende Menschen uns etwas erzählen! Wenn das Erzählte verwoben wird mit der Beziehung, die wir zueinander haben! Lernen, Erfahrungen machen, Veränderungen erzeugen geht immer dann am besten, wenn Emotionen mit im Spiel sind. Wenn uns etwas emotional berührt, dann rührt sich auch etwas im Hirn, neue Verbindungen werden geknüpft, neue Netzwerke entstehen.

Egal, wem Sie die folgenden Geschichten vorlesen möchten, betrachten Sie es als Geschenk an den anderen und an sich selber. Verpacken Sie es liebevoll in eine gemütliche Atmosphäre und lassen sich überraschen, was so alles in dem Paket steckt. Denn auch im Gehirn derjenigen, die vorlesen, tut sich etwas, und das beziehungsstiftende Element einer gemeinsamen Märchenstunde wirkt nach beiden Seiten. Das gemeinsame Vor-Lesen schafft eine gute, intensive Beziehung und Resonanz, stärkt das Wir-Gefühl, vermittelt den Kindern Vertrauen und verhilft so ganz nebenbei auch dem Vorleser zu einem guten emotionalen Gleichgewicht.

Ich möchte Sie daher einladen einzutauchen in die verschiedenen Märchen und Geschichten, kurze und lange, eindeutige und uneindeutige. Schenken Sie sich, den anderen und dem Unbewussten Butterkekse für die Seele.

Den einzelnen Geschichten habe ich verschiedene Indikationen zugeschrieben. Diese sollen in keiner Weise als diagnostische Zuordnung verstanden werden. Sie stellen vielmehr eine Möglichkeit dar, wie allgemein verwendete Begrifflichkeiten als Suchfunktion zum Auffinden eventuell passender Geschichten dienen können und sind lediglich als Vorschläge zu verstehen.

Neben diesen von mir vorgeschlagenen Indikationen habe ich auch versucht, die Geschichten verschiedenen Altersgruppen zuzuordnen. Das ist mir nicht nur äußerst schwergefallen, ich bin auch nicht so ganz von der Sinnhaftigkeit dieses Unterfangens überzeugt – wollte aber diese Hilfestellung auch nicht ganz weglassen. Daher bitte ich Sie, liebe Leserin, die von mir vorgenommene Einteilung mit einem gerüttelt Maß an Zweifel zu beäugen und sich eher vom eigenen Bauchgefühl als meinen Anregungen leiten zu lassen.

Gruppe 1: Kindergarten- und Grundschulkinder
Gruppe 2: 10- bis 13-Jährige
Gruppe 3: Teenager

Ängste und Selbstwert

Das Delfinschwein
....
(Unsicherheit, Selbstwert, Selbstsicherheit,
Minderwertigkeitsgefühle – Gruppe 2 und 3)

Auf einem Kreuzfahrtschiff in den Fjorden Norwegens durfte ich mit zunehmender Begeisterung folgendem Gespräch lauschen:

Gast 1: Ich glaube, ich habe vorhin einen Delfin gesehen.

Gast 2: Nein, da täuschen Sie sich, hier gibt es keine Delfine.

Gast 1: Aber ich habe ihn doch gesehen.

Gast 2: Das kann nicht sein. Vermutlich war es ein Schweinswal.

Gast 1: Der Kapitän hat auch gesagt, es sei ein Delfin.

Gast 2: Der hat doch keine Ahnung.

Gast 1: Na, hören Sie mal, er ist schließlich der Kapitän.

Gast 2: Der ist aus Rostock, der kennt sich hier nicht aus.

Gast 1: Nee, nicht unser Kapitän hier, der vom Ausflugsboot. Der ist Norweger.

Gast 2: Aber Delfine gibt's hier nicht.

Gast 1: ärgert sich lautstark über den ungläubigen Thomas. Die beiden streiten noch eine Weile herum.

Ich denke, wenn der Kapitän ein Norweger und somit hier heimisch ist, wird er es schon wissen. Auf der anderen Seite verunsichert mich die absolute Gewissheit von Gast Nummer 2 schon ein bisschen. Vielleicht ist er Professor für Meeresbiologie und erforscht die hiesigen Gewässer seit 22 Jahren?

Vielleicht kannte aber der norwegische Kapitän auch einfach das englische Wort für Schweinswal nicht?

Nach einer Weile denke ich aber, ist ja auch egal, Gast Nummer 1 hat auf jeden Fall ein wunderbares Erlebnis mit einem delfinähnlichen Lebewesen gehabt.

Derweil höre ich ebenjenen Gast zu seiner Frau sagen: „Der

hat doch keine Ahnung. Was mischt der sich ein, der blöde Ochse, als wenn der dabei gewesen wäre. Der Kapitän ist doch Norweger, der wird doch wohl wissen, was …"

Ich setze meinen Spaziergang an Deck fort und denke noch, wie schnell man sich eine schöne Erinnerung durch Unwichtiges verderben lassen kann. Echt schade für Gast Nummer 1.

Das Gießkannenprinzip

(Selbstwert, Selbstbewusstsein, Selbsteinschätzung, Minderwertigkeitsgefühle, Unsicherheit, Motivation – Gruppe 2 und 3)

„Sag mal, findest du auch, dass Eigenlob stinkt? Ist Lob nicht etwas, was man anderen zuteilwerden lässt?" Er blickte sie zustimmungsheischend an.

„Wenn ich im Sommer meine Beete gieße, dann achte ich immer darauf, dass meine nackten Füße von dem Wasserstrahl auch eine ordentliche Portion abkriegen. Das ist ungemein erfrischend", gab sie zur Antwort.

Schildkröten pflanzen

(Sinn, Herausforderungen, Glück, Anderssein, Selbstwirksamkeit – Gruppe 1, 2 und 3)

Neles größter Wunsch war es, einmal für eine Weile an einem anderen Ort zu leben. So kam es, dass sie, als sie 16 Jahre alt war, ein Jahr in Mexiko verbrachte. Und dort lernte sie Carlos kennen, einen Freund ihrer Gastfamilie, der mit seiner Frau auch heute noch in der Nähe von Acapulco lebt. Er hat ein kleines Restaurant direkt an einem wunderschönen langen Sandstrand. Carlos und seine Frau haben ein gemeinsames Ziel: Sie retten die mexikanischen Tortugas. „Tortuga" ist spanisch und heißt Schildkröte. Vielleicht weißt du ja schon, dass Schildkröten immer an den Strand zurückkommen, an dem sie geboren wurden. Und da legen sie ihre Eier in den Sand, damit die nächste Generation heranwachsen kann. Das können Schildkrötenmamas fünfmal im Jahr machen. Und jedes Mal legen sie so um die 80 Eier. Das ist schon eine ganz schöne Menge, nicht wahr?

Nun gibt es an dem Strand aber viele Hunde, die kein Zuhause haben und „Streuner" genannt werden. Die haben oft Hunger, und dann buddeln sie die Eier aus. Auch Strandvögel kommen gern und holen sich die kleinen Eier. Aber selbst wenn die Babys geschlüpft sind, lauern auf ihrem langen Weg den Strand hinunter zum Meer viele Gefahren. Und daher überleben nicht viele Schildkröten, obwohl die Weibchen doch so viele Eier legen.

Darum gehen Carlos und seine Frau in der Zeit, in der die Schildkrötenmamas an Land kommen nachts über den Strand und graben die frisch gelegten Eier aus. Die verbuddeln sie dann auf ihrem Grundstück. Sie stecken kleine Täfelchen in den Sand, auf denen steht, wo sie die Eier gefunden haben, wann und wie viele es waren. Im Spanischen heißt das übrigens nicht „Schildkröten-eier eingraben", sondern „pflanzen". Und das, finde ich, klingt viel sympathischer.

Nach ungefähr 45 Tagen schlüpfen die Babys dann. Sie sind ganz dunkel, fast schwarz und ungefähr so groß wie eine Tafel Mini-Rittersport-Schokolade mit kleinen Flossen dran. Die Klei-nen werden von Carlos dann in eine riesige Wanne gesteckt, wo sie sich erst mal einen Tag an ihr neues Leben gewöhnen können. Und dann, am nächsten Abend, tragen er und seine Frau die Schildkrötenbabys runter an den Strand, setzen sie auf den Sand und ermuntern sie dazu, in das große, weite Meer zu krabbeln, das ihr Zuhause werden soll. Manchmal helfen ihnen Freunde dabei. Und das ist auch gut so, denn nicht jede kleine Schildkröte macht sich gleich mit riesigen Schritten auf den Weg. Manche sitzen erst mal eine Weile da und begucken sich die Welt, oder sie krabbeln in die falsche Richtung. Und damit ihnen in dieser Zeit nichts passiert, passen Carlos und seine Freunde auf sie auf, tragen sie ein wenig näher ans Wasser und ermuntern sie, jetzt ihr eigenes Schildkrötenleben in die Hand – oder besser in die Flossen – zu nehmen.

Auf diese Weise hat Carlos schon viele Tortugakinder gerettet. Manchmal, sagt er, ist es wie ein Kampf gegen Windmühlen – kaum hat er ein paar ins Meer entlassen, kommen schon wieder neue Mamas mit noch mehr Eiern. Und nicht jede der kleinen Schildkröten wird im weiten Ozean überleben. Aber jeder einzelnen verschafft Carlos eine Chance. Und das, so sagt er, macht ihn jeden Tag aufs Neue sehr glücklich.

Die Verwechslung
(Unzufriedenheit, Unentschlossenheit, Selbsteinschätzung –
Gruppe 1 und 2)

Es war einmal in einem Land, das weit, weit weg liegt, ein König, der in seinem Schloss schon seit undenklichen Zeiten die Geschicke seiner Untertanen lenkte. In jungen Jahren war er stürmisch und voller Ungeduld gewesen. Damals hatte er viele Ideen im Kopf, gute und weniger gute, welche, die sich leicht umsetzen ließen, und andere, die lange Planungen erforderten – zu denen der junge König nicht immer genügend Geduld aufbringen mochte. Aber alles in allem waren die Bewohner des Landes zufrieden mit seinen Entscheidungen. Nur manchmal schüttelten sie die Köpfe, wenn er gar zu verrückte Vorstellungen hatte. Aber sie urteilten milde und sagten: „Er ist jung. Er muss vieles erst lernen, und nur durch die Erfahrung ist das Lernen möglich. Lasst ihn ein paar Jahre älter werden, dann wird er ein weiser und gerechter König sein."

Und genau so kam es. Als der König älter wurde, ließ seine innere Unruhe nach, und er lenkte sein Land mit ruhiger und beständiger Hand. Es herrschte Friede unter seinen Untertanen, und mit den Nachbarländern pflegte er einen freundschaftlichen Austausch. Seine Ratgeber hatten wenig zu tun, da er selbst meist gut durchdachte Entscheidungen traf und sich mit ihnen nur beriet, um mehr Sicherheit zu erlangen. Das tat er mit schöner Regelmäßigkeit, und alle seine Minister waren froh und dankbar, dass er mit ihnen diskutierte und auf ihre Ratschläge hörte. Es war ein gutes und freundliches Miteinander, und es herrschte eine liebevolle Stimmung im Schloss und im ganzen Land.

Ab und an bekam der König Besuch von einem alten Freund, einem Zauberer, der durch die Lande zog und überall, nun ja, sagen wir, ein wenig nach dem Rechten sah. Wo seine Hilfe gebraucht und erbeten wurde, blieb er eine Weile und tat, was in seiner Macht stand, um mit Rat und Tat zur Verbesserung der unterschiedlichsten schwierigen Situationen beizutragen. Und wenn er dann einmal genug von seiner Wanderschaft hatte, besuchte er den König, um bei ihm auszuruhen. Da saßen die beiden Freunde dann an einer Festtafel beisammen, oder sie wanderten gemeinsam durch die blühenden Gärten des Schlosses und redeten über dies und das und alles Mögliche dazwischen.

So gingen die Jahre ins Land, den Schlossbewohnern ging es gut und auch den Menschen im Land des Königs, und alle lebten in schönster Eintracht zusammen.

Als der König jedoch alt und älter wurde und seine Regierungsgeschäfte schon längst an seine Nachfolger hätte abgeben sollen, veränderte sich sein Charakter von Tag zu Tag. Wo er vorher geduldig, besonnen und an der Meinung anderer interessiert war, war er nun heute dickköpfig, rechthaberisch und stur.

Am Anfang sagten seine Untertanen zueinander: „Nun ja, er wird älter und spürt die Bürde des Regierens. Das ist der Altersstarrsinn, den kennen wir schließlich alle. Sicherlich wird er bald alle Regierungsgeschäfte in die Hände seines Sohnes legen. All die Jahre war er uns ein guter König, habt Vertrauen."

Jedoch, der König dachte nicht daran abzutreten. Je älter er wurde, je mehr Probleme er mit seinen Ratgebern bekam, umso grantiger und sturer wurde er. Sobald ihm jemand vorschlug, seinen Sohn zum König zu ernennen und sich aufs wohlverdiente Altenteil zurückzuziehen, wütete er gar fürchterlich und schickte denjenigen, der es gewagt hatte, mit diesem Ansinnen vor ihn zu treten, in die Verbannung. Bald wagte es niemand mehr, ihm zu widersprechen. Er wurde immer einsamer und dadurch immer wütender auf jeden, der ihm nicht nach dem Mund redete. Seine Entscheidungen wurden immer unberechenbarer und schadeten dem ganzen Lande. Seinen Untertanen ging es schlechter und schlechter, viele verließen die bis dahin blühenden Städte und verzogen sich in kleine Bauernkaten irgendwo in den Wäldern, um in Ruhe vor ihrem unberechenbaren Herrscher leben zu können. Das Land verödete, und wo einst Reichtum und Frohsinn geherrscht hatten, sah man nur noch verlassene Orte, und eine Lähmung erfasste Mensch und Tier.

Der Zauberer hörte von den Problemen seines Freundes und machte sich auf, ihn einmal zu besuchen. Der König freute sich darüber, hatte er doch endlich jemanden, der ihm zuhörte und der all seinen Klagen über Ratgeber, die schlechten Rat gaben, und Untertanen, die ihn belogen und betrogen, Gehör schenkte. Der Zauberer war nun aber nicht nur der Magie kundig, er verstand auch viel von den Menschen und deren Seelen und hörte dem König geduldig zu, wobei er nicht mit mitleidigen und teilnehmenden Worten sparte.

„Alter Freund", so sprach er, „du hast da ein schweres Los, das du tragen musst. Und gern würde ich dir meine Hilfe anbieten, denn ich glaube, da gäbe es etwas, was ich für dich tun könnte."

„Ja, das wäre mir höchst willkommen", antwortete der König, „ein Verbündeter an meiner Seite würde die Sache für mich leichter machen. Bleibe eine Weile bei mir, denn es tut gut, wie du mir recht gibst und mich unterstützt."

„Das, mein alter Freund, geht leider nicht, denn ich habe anderwärts Verpflichtungen, denen ich nachgehen muss", sagte der Zauberer und fügte schnell hinzu, bevor der König aufbrausen und fragen konnte, was denn wichtiger sei als er: „Aber ich will dir mein persönliches Orakel dalassen. Es ist ein weißer Rabe, der mich schon mein ganzes Leben lang begleitet und von unschätzbarem Wert ist. Wenn du also magst, lasse ich ihn bis zu meinem nächsten Besuch bei dir, damit er dir mit Rat und Tat beiseitestehen kann."

Der König grummelte erst eine Weile, weil ein Rabe in seinen Augen nur ein schlechter Ersatz für einen Zauberer darstellte, und stimmte erst zu, als sein Freund vorschlug, nach drei Tagen wiederzukommen, um zu sehen, wie die Dinge stünden.

Der König hatte nun aber – und ich weiß nicht, ob das daran lag, dass er im Alter immer schlechter hörte oder ob der Zauberer mit Bedacht ein wenig genuschelt hatte – nicht „weißer", sondern „weiser" Rabe gehört und glaubte, er müsse diesem nur eine Frage stellen und würde daraufhin die richtige und beste Antwort bekommen. Als der Zauberer nun seines Weges gezogen war, ließ er den Raben kommen und stellte ihm seine erste Frage: „Alle sagen, ich soll zurücktreten und meinen Sohn zum König machen. Welchen Rat gibst du mir?"

Der Rabe guckte ihn nur bewegungslos aus seinen schwarzen Knopfaugen an und sagte nichts.

„Hm", dachte der König, „das ist ja auch in der Tat eine schwierige Frage, ich fange mal mit etwas Leichterem an", und befragte den Raben zu den unterschiedlichsten Themen: Vom Obstanbau in seinem Schlosspark über das Problem mit dem ungenießbaren Brot, das der Bäcker seit ein paar Tagen in der Schlossküche ablieferte, bis hin zu Einrichtungs- und Bekleidungsfragen. Das Tier blickte ihn jedes Mal stumm an und legte höchstens mal den Kopf schief.

Der König verzweifelte erst, dann wurde er wütend und fragte immer schneller und mit lauterer Stimme. Und plötzlich gab der Rabe ihm Antwort: Er krächzte. Und das tat er ab diesem Moment immer öfter, nach jeder Frage krächzte er – es war tatsächlich, als würde er dem König antworten, nur verstehen konnte dieser das Tier natürlich nicht.

Und so kam es, dass er, als der Zauberer nach den drei Tagen wie verabredet wieder an das Schlosstor klopfte, diesen mit grimmiger Miene empfing. „Was hast du mir da für einen blöden Vogel gebracht?", wütete der König. „Außer unverständlichem Gekrächze ist aus dem nichts rauszubringen. Du hast mich belogen, wie das alle meine Untertanen tun, und ich sollte dich in den tiefsten Kerker werfen lassen."

„Verzeih mir, alter Freund", erwiderte der Zauberer, „ich habe wohl vergessen, dir zu erzählen, dass der Rabe nur in seiner Sprache antwortet. Aber wenn du genau hinhörst, so wirst du verstehen, was er sagt. Am besten geht das, wenn deine Ratgeber mithören und ihr euch dann gemeinsam überlegt, was ihr gehört habt. Glaube mir, alter Weggefährte, darin werdet ihr wahre Weisheit finden."

Der König, um der alten Freundschaft willen, erklärte sich bereit, einen neuen Versuch mit dem weißen Raben zu starten und zu tun, was ihm der Zauberer geraten hatte. Dieser versprach, nach kurzer Zeit wiederzukommen, um zu sehen, wie die Sache dann stünde.

Der König holte nun seine alten Ratgeber zusammen und gemeinsam befragten sie den Raben zu den Geschäften des Königreichs. Zunächst war der König widerwillig und aufbrausend, wenn die Antworten, die die Ratgeber aus dem Krächzen heraushörten, nicht mit dem übereinstimmten, was er gehört hatte. Da er allein den Raben aber gar nicht verstand, führte er die Diskussionen und Gespräche mit seinen Ministern fort. Und so wurde er langsam wieder zu dem alten, weisen und gütigen König.

Als der Zauberer wie versprochen nach einer Weile wieder an das Schlosstor klopfte, begrüßte ihn der König mit warmen Worten und einem Lächeln. Er erzählte ihm, dass er den Raben inzwischen gar nicht mehr befrage, sondern vielmehr wie früher gemeinsam mit seinen Ratgebern die Entscheidungen treffe. „Aber du musst dir keine Sorgen um dein wertvolles Tier machen, ich versorge es gut."

Da lächelte der Zauberer und fragte: „Lieber Freund, darf ich dir eine Geschichte erzählen?", und erklärte dem König, dass er ihm nur vorgegaukelt habe, dass der Rabe weise sei. „Er ist einfach nur eine Laune der Natur, die ihn weiß gemacht hat. Ich hoffe, du bist mir ob dieser List nicht allzu böse."

Der König lachte, nahm seinen Freund in den Arm und lud ihn ein, am nächsten Tag an einem großen Fest teilzunehmen. „Weißt du, ich übergebe die Regierungsgeschäfte morgen an meinen Sohn. Und ich lasse alle meine Untertanen aus den Wäldern zurückholen, damit sie mit uns feiern und wieder ihre Häuser und Dörfer beziehen können. Und dann, mein Lieber, haben wir ganz viel Zeit, um uns mit deinem weisen Raben zu unterhalten."

Die Bienenheizung
····································
(Phobie, Achtsamkeit, Geduld, Hoffnung, ADHS,
Impulskontrolle – Gruppe 1 und 2)

Es war ein warmer Vorfrühlingstag. Die Sonne hatte schon ganz schön Kraft, und alle werkelten im Garten. Auch die Tiere waren aktiv. Vögel zwitscherten, Insekten flogen über die Beete, die Regenwürmer durchpflügten eifrig die feuchte, langsam warm werdende Erde, und auch die ersten Bienen brummten zwischen den Osterglocken herum.

Habe ich eben gesagt, alle werkelten im Garten? Nun, das stimmt nicht ganz. Nele lag im Liegestuhl und ließ sich die Sonne auf den Bauch brennen. „Ich bin ganz kaputt," rief sie dem Rest der Familie zu, „ich brauche dringend ein paar Minuten zum Erholen."

Die anderen grinsten. Die Mutter dachte: „Typisch Kind." Der Bruder grummelte: „Ja nee, ist klar", und die Katze freute sich, weil sie von Nele gestreichelt wurde. Auf einmal sprang Nele auf, rannte in die Küche, kam mit einem kleinen Teller zurück, stellte diesen auf der Terrasse ab und rief: „Hier liegt eine Biene auf dem Boden. Sie sieht schon ziemlich fertig aus. Ich stelle ihr mal etwas Zuckerwasser hin." Dann lief sie in den Garten und half beim Unkrautzupfen.

Als sich alle später mit einem Stück Streuselkuchen in der Hand von der Arbeit erholten, sah Nele noch mal nach der Biene. Die lag nach wie vor regungslos auf dem Teller. „Ach, wie schade, das sieht gar nicht gut aus. Ich fürchte, die arme Kleine schafft das nicht."

Ihre Mutter kam näher und schaute sich die Biene genauer an. „Das scheint eine Erdbiene zu sein", meinte sie, „siehst du, dass sie eher braune als gelbe Steifen hat? Ich würde ihr noch ein bisschen Zeit geben, man weiß ja nie …"

Am Abend, als es kühler wurde, gingen sie noch mal zu der Biene. Sie lag in dem Zuckerwasser und rührte sich nicht. Nele holte ein Stück Küchenpapier und legte das kleine Insekt vorsichtig darauf. „Damit sie es trocken hat" sagte sie. Und es sah tatsächlich so aus, als hätte die Biene ein bisschen mit einem ihrer kleinen Beinchen gezuckt. „Lass uns im Bad die Heizung anmachen und die Biene darunter stellen. Dann hat sie es schön warm, und wir schauen morgen nach ihr. Selbst die kleinsten Tiere sind oft zäher, als man denkt."

Gesagt, getan. Die Biene verbrachte die Nacht unter der Heizung. Als Nele am nächsten Morgen ins Bad kam, sah sie sofort, dass die Biene nicht mehr auf dem Teller lag. „Mama", rief sie, „die Biene ist weg. Ich glaube, sie lebt doch noch. Ich kann sie nur nirgendwo hier entdecken."

„Wir lassen die Tür zu und warten noch ein bisschen, bestimmt hörst du sie bald am Fenster summen."

Und genau so kam es. Kaum war die Sonne etwas höher geklettert und schickte ihre warmen Strahlen durch das Badezimmerfenster, vernahm man ein tiefes Summen und eine Art Anklopfen, sobald die Biene versuchte, durch das geschlossene Fenster zu fliegen. Nele und ihre Mutter öffneten es daraufhin weit, und mit einem kleinen, sanften Schubs flog die Biene ins Freie und brummelte in der Morgensonne davon.

„Das hätte ich gestern nicht gedacht," meinte Nele, „dass sie wieder gesund wird. Wie gut, dass du auf die Idee mit der Heizung gekommen bist."

Ihre Mutter lächelte. „Ja, manchmal brauchen die Dinge nur ein wenig Zeit, Wärme und Liebe."

Ansteckende Gesundheit

Der Grummelbauchbär

. . . .

(Bauchschmerzen, andere psychosomatische Beschwerden –
Gruppe 1)

In einem schönen, gerade richtig großen Wald, der so aussieht, wie du dir vielleicht einen Märchenwald vorstellst, mit dichtem Unterholz, hellen Lichtungen, einem großen Felsen voller Höhlen und Durchgänge ganz tief drinnen, da leben all die Tiere, die in so einen schönen, gerade richtig großen Wald gehören. Und wie das so ist in Märchenwäldern, kannst du sie, wenn du ganz leise bist und genau hinschaust, beobachten. Vielleicht kannst du die Rehe sehen, die an der Rinde der Bäume nagen oder die Dachsfamilie, die in der Nähe des Biberdamms ihre Behausung hat. Manchmal toben auch Frischlinge, so nennt man die kleinen Wildschweine, durchs Gebüsch, während der Specht mit seinem kräftigen Schnabel hoch oben in den Bäumen nach Nahrung sucht und dabei einen ganz schönen Krach veranstaltet.

Und wenn du neugierig bist und dich vorsichtig und achtsam in den Wald hineinbegibst, kommst du irgendwann an den großen Felsen, wo der Brummbär seine Höhle hat. Im Sommer ist er sehr viel unterwegs, er sucht Futter, erbettelt sich von den Waldbienen ein wenig Honig und besucht seine Freunde. Besonders oft ist er bei dem Fuchs und der Waldohreule, die in dem Baum über dem Fuchsbau wohnt. Die beiden haben immer Lust ein wenig zu plaudern, und außerdem sind sie ganz schön schlau. Im Winter dagegen rollt sich der Bär, geschützt durch sein dickes Fell und eine gehörige Speckschicht, die er sich in den Sommermonaten angefuttert hat, in seiner Höhle zu einer Bärenkugel zusammen und verschläft die kalte Jahreszeit. Während dieser Monate erholt er sich von den langen und arbeitsamen Sommertagen. Im Herbst, wenn die Blätter bunt und die Nächte kühler werden, bereitet er sich darauf vor. Er sammelt Reisig und Moos, um seine Höhle gemütlich zu machen und besucht seine Freunde noch ein wenig öfter als sonst.

Eines Morgens jedoch fiel dem Fuchs auf, dass er seinen Freund schon seit ein paar Tagen nicht mehr gesehen hatte. Auch die Waldohreule hatte sich schon gefragt, wo der Bär abgeblieben sei. Daher machten sich die zwei auf den Weg zu der Bärenhöhle, um dort nach dem Rechten zu schauen. Als sie in die Nähe der Höhle kamen, sahen sie den Bären vor dem Eingang sitzen. „Hey, Brummbär", rief der Fuchs schon von weitem, „hältst du in Vorbereitung auf den Winterschlaf schon mal ein Nickerchen?"

„Nein", stöhnte der Bär, „ich habe seit kurzem so ein komisches Grummeln im Bauch. Ich mag mich gar nicht bewegen, und Hunger habe ich auch keinen."

„Vielleicht hast du ein paar unreife Beeren genascht, warte, ich hole dir ein paar Kräuter. Die kannst du kauen, und dann wird es dir bestimmt bald besser gehen", sprach die Eule. Sie flog davon und kam nach kurzer Zeit mit ein paar grünen Stängeln im Schnabel zurück. „Hier", sagte sie zum Bären und legte ihm die Kräuter in die Tatze. Während der Bär das Grünzeug nach und nach kaute, trippelte sie auf dem Rücken seiner Tatze ungeduldig hin und her. „Na, wird es schon besser?" fragte sie nach ein paar Minuten.

Der Bär überlegte einen Moment, atmete dann erleichtert auf und sagte: „Ja, danke. Ich glaube, ich spüre schon ein wenig Erleichterung. Es scheint, als habe das schon ein bisschen geholfen." Er überlegte eine Weile und lauschte in sich hinein. Dann rollte er sich wie eine Katze zusammen und sagte: „Ich weiß auch nicht, warum mein Bauch so gegrummelt hat. Eigentlich geht es mir nämlich wirklich gut. Ich bin rund und voll, und mein Pelz ist dicht und dick. Meine Höhle ist mit Moos und Blättern weich und kuschelig, und ich freue mich auf meinen Winterschlaf. Keine Ahnung, was das mit meinem Bauch war. Aber das ist ja auch egal, denn jetzt geht es mir wieder gut. Ich danke euch, dass ihr nach mir geschaut habt. Morgen komme ich dann wieder zu euch."

Am nächsten Tag warteten der Fuchs und die Eule vergebens auf ihren Freund. Und als der Bär bis zum Nachmittag des folgenden Tages immer noch nicht aufgetaucht war, machten sie sich wieder auf den Weg zur Bärenhöhle. Und wie schon zwei Tage zuvor saß der Bär vor der Höhle und hielt sich den Bauch.

„Hast du wieder unreife Beeren gegessen?" fragte die Eule. „Soll ich dir wieder etwas von den Kräutern holen?"

„Nein, das kann es nicht sein", brummelte der Bär leise, „ich habe keine Beeren gegessen, nur ein wenig Honig. Ich kann mir keinen Grund vorstellen, warum ich Bauchschmerzen haben sollte."

Der Fuchs beobachtete seinen Freund eine Weile und fragte ihn auch noch mehrere Male nach den Dingen, die er gegessen und getrunken hatte, seit sie ihn das letzte Mal besucht hatten. Aber weder er noch die Eule hatten eine Idee, was die Bauchschmerzen ausgelöst haben könnte. Sie schienen einfach angeflogen zu sein. Seltsam.

„Das erinnert mich an eine Geschichte, die ich einmal gehört habe", sagte der Fuchs nach einer Weile, „die Geschichte von der Prinzessin auf der Erbse. Da hat eine Prinzessin behauptet, dass sie es immer ganz genau spüre, wenn sie auf einer Erbse liegen würde. Man hat ihr daraufhin erst zwei, dann drei, dann immer mehr dicke Matratzen ins Bett gelegt, und immer hat sie behauptet, sie spüre ganz deutlich, dass da eine Erbse sei. In dem Märchen war das der Beweis, dass sie wirklich eine Prinzessin war, denn nur eine echte Prinzessin konnte so empfindlich und feinfühlig sein, dass sie eine kleine Erbse unter vielen Matratzen und Daunendecken erspüren könne. Aber ich habe mich immer gefragt, ob sie dieses kleine, unscheinbare grüne Kügelchen wirklich spüren konnte."

Der Bär hatte, so schien es, seine Bauchschmerzen ganz vergessen und dem Fuchs ganz gespannt zugehört. „So ein Quatsch", polterte er jetzt lautstark los, „das geht doch gar nicht, das kann man doch gar nicht merken. Wenn ich in meiner Höhle auf meiner Schicht aus Moos und Blättern liege, spüre ich nicht einmal die kleinen Steine, die überall auf dem Boden herumliegen. Alles Einbildung." Er stand auf und suchte in der Höhle nach den Steinen, um sie seinen beiden Freunden zu zeigen.

Fuchs und Eule guckten sich an. „Na, scheint ja wieder ganz der

Alte zu sein", meinte die Eule und kitzelte den Fuchs mit ihrer Flügelspitze am Kinn. „Das hast du gut gemacht."

„Ja", der Fuchs grinste verschmitzt, „es ist doch ganz erstaunlich, was man mit Geschichten alles erreichen kann, nicht wahr?"

Und dann saßen die drei vor der Höhle in der Abenddämmerung und erzählten sich noch viele Geschichten. Und manche Geschichten waren echte und wirklich wahre Geschichten und in anderen ging es darum, was wir alles spüren können, wenn wir denken, wir wüssten, was wir spüren müssen. Ob das nun echt ist oder nicht und welche der Geschichten zu der einen und welche zu der anderen Sorte gehörten, wussten sie selber nicht zu sagen. Dass sie aber einen ganz wunderschönen und entspannten Abend zusammen hatten, das wussten sie sehr wohl.

In der nächsten Woche besuchten sie sich noch einige Male. Der Bär erzählte, dass er immer, wenn er das Gefühl hatte, sein Magen würde grummeln wollen, an die Erbse dachte und daran, dass manche Dinge wirklich und manche eingebildet waren und dass man manchmal gar nicht so richtig weiß, ob nun das eine oder das andere zuträfe. Und eines Tages, es war schon recht kalt und frostig geworden im Wald, kamen der Fuchs und die Eule zu der Bärenhöhle, wo sie ihren Freund wohlig schnaufend und leise schnarchend vorfanden. „Aha", meinte der Fuchs zufrieden, „jetzt schläft er fest bis zum Frühjahr. Lass uns nach Hause gehen, liebe Eule, und uns den Winter mit vielen Geschichten vertreiben."

Der Taucher

(Identität, Ängste, Selbstwert, Überforderung, Perfektionismus, Asthma – Gruppe 1 und 2)

Am Mittelmeer liegt in einer kleinen Bucht ein kleines Dorf. Dort leben hauptsächlich Fischer und Bauern. Es gibt ein paar kleine Geschäfte, ein Café am Hafen, zwei kleine Hotels und eine Tauchschule. Obwohl der Ort so klein ist und nicht viele Touristen dorthin kommen, ist die Tauchschule doch recht bekannt. Ich glaube, das liegt daran, dass Marco dort Tauchlehrer ist. Oder besser, dass er dort Tauchlehrer war. Denn inzwischen ist er schon ein alter Mann, der mit seinen Kindern, Enkeln und zwei Eseln am Rande des Dorfes lebt.

Meine Eltern sind früher, als wir noch klein waren und alle gemeinsam in den Ferien Urlaub machten, oft mit uns in diese Bucht gefahren. Ich erinnere mich an lange Tage am Strand mit Toben in den Wellen, Muschelsuchen und Eisessen auf der Hafenmauer. Damals war Marco schon Tauchlehrer, und wenn er abends mit den Tauchern zurück an Land kam, spielte er oft mit uns eine Runde Fußball oder erzählte uns von den Fischen, die sie gesehen hatten.

Viele Jahre später, ich war schon erwachsen und hatte selbst Kinder, bin ich wieder in dem kleinen Ort gewesen. Und da saß, im Café am Hafen, Marco mit einem Espresso und einer Pfeife und schaute aufs Meer. Trotz der langen Zeit erkannte er mich, und wir kamen ins Gespräch. Wie es mir so ginge, wollte er wissen, und ob ich jemals mit dem Tauchen angefangen hätte. Er erinnerte sich, dass das damals mein größter Wunsch gewesen war.

Und so erzählte ich ihm von meinem ersten und einzigen Taucherlebnis, bei dem ich so viel Angst gehabt hatte, dass ich, statt in die Wunderwelt der Tiefe abzutauchen, mitsamt meiner Ausrüstung mehr zwischen Oberfläche und einem Meter Wassertiefe herumdümpelte. „Und das, lieber Marco, ist und bleibt meine einzige Taucherfahrung. Ich bin wohl nicht für das Erkunden von Riffen gemacht." Ich zuckte die Schultern und blinzelte in die untergehende Sonne.

Marco lachte leise. „Du glaubst doch wohl nicht, dass du die Einzige bist, der es bei seinem ersten Versuch so ergangen ist? Selbst ich, der ich hier am Meer aufgewachsen bin, wäre fast an meinem ersten Tauchgang gescheitert. Ich hatte nämlich so viel Angst, dass ich beinah nicht ins Wasser gesprungen wäre. Aber ich hatte damals das Glück, einen sehr erfahrenen und gelassenen Lehrer zu haben. Der hat mit mir an Land das Tauchen geübt."

„An Land geübt?", fragte ich. „Wie soll das denn gehen? Das musst du mir erklären."

„Nun, er hat mit mir das Atmen geübt. Das langsame, gleichmäßige und konzentrierte Atmen. Und als ich dann gar nicht ins Wasser wollte, hat er mich daran erinnert. Nach einigen Momenten konnte er mich überreden, dann doch vom Boot zu springen. Ich weiß noch, dass ich mich nicht von seiner Seite wegbewegt und dauernd um mich geschaut habe, ob nicht ein gefährliches Tier in der Nähe sei.

Nach einer Weile habe ich dann aber die Schönheit der Korallen, die Fische und die Vielfalt dort unten entdeckt. Es war ganz wundervoll, solche bunten und leuchtenden Farben hatte ich noch nie gesehen. Da gab es himmelblaue kleine Fische und postkastengelbe, größere und schwarz-weiß gestreifte, und einer sah aus wie ein Koffer, so eckig. Ich konnte mich nicht sattsehen und bin erst aufgeschreckt, als mein Tauchlehrer mich am Arm berührt und Zeichen für das Auftauchen gegeben hat. Er hatte es recht eilig, und von dem Rest der Gruppe war nichts mehr zu sehen.

Als wir oben ankamen, sah ich, dass die anderen schon an Bord und halb ausgezogen waren. ‚Hey‘, riefen sie, ‚ihr wart ja ewig lange dort unten, unsere Taucherflaschen waren wohl nicht so gut gefüllt wie eure.‘

Ich blickte auf meine Uhr. Tatsächlich, ich war lange unten gewesen. Seltsam, dabei hatte ich doch so große Angst gehabt. Später wurde mir aber klar, dass ich vor lauter Anspannung und um nicht in Panik zu geraten, genauso konzentriert und langsam geatmet hatte, wie wir das vorher geübt hatten. So hatte ich am wenigsten Sauerstoff gebraucht und konnte länger unter Wasser bleiben. Diese Erfahrung, tief zu atmen, wenn ich Angst habe, hat mir schon oft in meinem Leben geholfen. Und wenn ich heute ab und an noch einmal tauchen gehe, bin ich meist der, der am längsten unten bleibt.“

Muggs, das neugierige Murmeltier
....
(Schlafstörungen, Perfektionismus, Unruhe – Gruppe 1 und 2)

Hoch in den Alpen, auf einer großen Wiese, wo im Frühling viele Wildblumen wachsen, im Sommer Bienen den Pollen für deinen Honig sammeln und der Schnee im Winter meterhoch liegt, da leben die Murmeltiere. Murmeltiere sehen ein bisschen so aus wie ein Puschel auf Beinen. Ihr Körper ist rund und, nun ja, eben puschelig mit dem graubraunen, dicken Fell, ihre Beine sind eher kurz, und sie haben einen Schwanz, der ein bisschen dicker und kürzer ist als der von einer Katze. Kurz, sie sind ziemlich niedliche und knuffige Tiere.

Sie leben in Höhlen und Gängen, die sie unter der Erde gegraben haben und sind fast schon Vegetarier – meistens fressen sie Gräser und Kräuter. Die Murmeltiere in den Alpen leben in einer Gruppe zusammen. Sie sind nicht gern alleine, und immer, wenn sie sich treffen, begrüßen sie sich, indem sie die kleinen Nasen aneinanderreiben. Du kannst dir also sicher vorstellen, dass sie da oben in den Bergen ein sehr schönes Leben führen. Zumindest während der warmen Jahreszeit. Denn im Winter halten sie Winterschlaf. Der kann schon mal sieben oder acht Monate dauern. In dieser Zeit erholen sie sich und sammeln neue Kräfte für das Frühjahr.

Das Murmeltier, von dem ich dir erzählen will, heißt Muggs. Muggs war knapp zwei Jahre alt, also im allerbesten Gerade-eben-nicht-mehr-Kleinkind-Alter. Wenn er zur Schule gehen müsste, käme er sicherlich in die dritte Klasse. Jedenfalls war Muggs, wie fast alle Kinder in dem Alter, sehr, sehr neugierig. Den ganzen Sommer über tollte er durch die Berge, erkundete die große Wiese, fragte seinen Eltern Löcher in den Bauch und beschäftigte sich mit den unglaublichsten Dingen. So fragte er sich zum Beispiel, ob die Bienen lieber gelbe oder blaue Blumen besuchten, was das für dicke weiße Streifen waren, die er manchmal am Himmel sehen konnte, und ob seine rechte oder seine linke Pfote beim Putzen besser schmeckte.

Den letzten Winter hatte er tief und fest geschlafen; da war er ja auch fast noch ein Baby gewesen. In diesem Herbst jedoch, als die Familie sich in den Bau zurückzog, um sich für die kalte Zeit einzumummeln, fand Muggs keine Ruhe. Dauernd ging ihm etwas durch den Kopf, das er dringend noch fragen musste. Noch schlimmer war es, wenn von draußen ein Geräusch zu hören war. Dann sprang er auf, rannte zum Höhleneingang und schaute, was das wohl gewesen sein könnte. Als die Tage aber immer kürzer und kälter wurden, die Mitglieder seiner Familie nach und nach in Tiefschlaf fielen, schlummerte auch Muggs endlich ein.

Das hätte nun das Ende der Geschichte sein können, wenn, ja wenn nicht nur Muggs' Körper müde gewesen wäre, sondern auch sein Gehirn. Das war aber immer noch sehr, sehr neugierig und wollte keine Ruhe geben. Das führte dazu, dass er nur einen leichten Schlaf hatte und jedes Mal, wenn ein spannender Gedanke auftauchte oder ein Geräusch zu ihm hereindrang, aufschreckte und wach wurde. Dann grübelte er über neue Ideen und Fragen nach, und es dauerte lange, bis er wieder einschlafen konnte. Wenn es ganz arg wurde und er immer wacher, dann weckte er seine Mutter und bestürmte sie mit dem, was in seinem Kopf so herumging.

Nach dem dritten Aufwecken, es war bestimmt schon Ende November, erzählte die Mutter ihm die Geschichte von dem Zugführer, der immer langsam fuhr und doch pünktlich ankam. „Das war nämlich so", sagte sie, „dieser Zugführer war ein sehr neugieriger Mensch. Immer, wenn er etwas Interessantes aus seinem Zugführerfenster erblickte, hielt er den Zug an, um sich das ganz genau anzuschauen. Und das geschah ziemlich oft, wie du dir sicher vorstellen kannst. Nun war er aber auch ein sehr gewissenhafter Mensch und wollte, dass sein Zug immer pünktlich ankommt. Daher fuhr er zwischen seinen Stopps sehr, sehr schnell. Er raste also los, bremste und hielt an, um genauer begucken zu können, was seine Neugier gerade erregt hatte, raste dann wieder los, hielt an, raste los, hielt an …"

„Hör auf, Mama, mir wird schon ganz schwindelig von dem Gerase und Gehalte," meinte Muggs, „das ist ja furchtbar anstrengend."

„Ja, das fanden die Fahrgäste im Zug auch. Nach einer Weile gingen sie daher zu dem Zugführer und baten ihn, doch nicht immer so zu rasen, sondern stattdessen lieber langsamer zu fahren, das sei doch deutlich entspannender.

Der Zugführer glaubte zwar nicht, dass er dann noch pünktlich sein würde, versprach aber, es zu versuchen. Er kam auch nicht zu spät am nächsten Bahnhof an. Er kam überhaupt niemals zu spät, er war immer pünktlich. Denn jetzt, als er nicht mehr so durch die Gegend sauste, konnte er in aller Ruhe aus dem Fenster schauen, und wenn etwas sein Interesse weckte, hatte er während der

Fahrt Zeit genug, es sich anzuschauen und sich seine Gedanken dazu zu machen. Anhalten musste er dazu nicht mehr. Das ruhigere Fahren gefiel ihm sehr, und seine Fahrgäste freuten sich, da sie die Zeit im Zug nun zur Erholung nutzen konnten. Und obwohl der Zugführer seine Fahrten von da an niemals mehr unterbrach, erfuhr er doch sehr viel Wissenswertes über die Welt."

Muggs war bei den letzten Worten fest eingeschlafen. Seine Mutter schaute ihn liebevoll an, kuschelte sich dann selbst in ihre Ecke und schloss die Augen. „Hoffentlich schläft er jetzt bis zum Frühjahr durch", dachte sie noch, dann war auch sie eingeschlafen.

Muggs schlief tatsächlich bis zum ersten warmen Tag. Er war zwar zwischendurch immer wieder an der Grenze zum Wachwerden, aber dann fiel ihm, wie im Traum, die Geschichte von dem Lokführer ein, der stetig immer weiterfuhr. Und dann drehte er sich um und schlief genauso einfach weiter.

Mobbing und Schulunlust

Das Eichhörnchen
....
(Ziele erreichen, Motivation – Gruppe 2 und 3)

Frühmorgens auf der Terrasse, es ist Herbst, und auf dem feuchten Rasen liegt ein kleiner, feiner Nebelschleier. Die Bäume haben bereits die meisten Blätter abgeworfen, aber die Luft ist noch warm. Die erste Tasse Kaffee in der Hand sitzt der alte Gärtner in seinem Lieblingsstuhl und beobachtet ein Eichhörnchen, das unter dem Haselstrauch hin und her huscht. Sein buschiger roter Schwanz wippt fröhlich, während es mit seinen kleinen Pfoten beständig etwas aufhebt, dreht, wegwirft oder wegträgt. Es sammelt Nüsse, und die Ernte ist reichlich. Es war ein guter Sommer, und es gibt Hasel- und Walnüsse, Bucheckern und Tannenzapfen in Mengen.

„Um alles zu verstauen, bräuchte das Eichhörnchen einen großen Bau oder eine alte Höhle", dachte der Gärtner, „so, wie wir früher Kartoffelmieten im Garten angelegt haben."

Eine Kartoffelmiete, für den Fall, dass du das nicht weißt, ist eine Grube, die man früher, als es noch keine Kühlschränke gab, im Garten oder auf dem Feld angelegt hat. Dort konnte man Gemüse wie Kartoffeln, Rüben, Kohl und andere Feldfrüchte lange lagern. Sie blieben dort kühl und trocken und waren auch gegen den Frost im Winter geschützt.

„Allerdings", so dachte er weiter, „konnten die Mieten den Nachteil haben, dass alle Kartoffeln schlecht wurden, wenn nur ein oder zwei schimmelige darunter waren. Etwas auf einem Haufen zu sammeln, ist also nicht immer die beste Lösung." Sein Blick wanderte wieder zu dem Eichhörnchen, das gerade eine kleine Pause vom Sammeln machte und eine Haselnuss naschte.

Der alte Gärtner wusste natürlich, dass die Eichhörnchen sehr schlau waren. Das Tier in seinem Garten verschwand daher auch immer mit nur wenigen Nüssen in den Pfoten im Gebüsch. Mal lief es nach links, mal nach rechts und verteilte seine Schätze so überall in seinem Revier. Statt eines einzigen großen legte es nach und nach viele kleine Verstecke an, wo dann dicht unter der Oberfläche das lag, was es im Winter zum Überleben brauchte.

Eichhörnchen wissen von ganz allein, dass ein großes Versteck nicht sicher genug ist. Wenn die Nüsse darin verschimmeln oder von einem anderen Tier gefressen werden, haben sie keine Nahrung mehr für den Winter. Daher nehmen sie die Mühe, die das viele Verteilen und Verstecken der Vorräte ihnen macht, ganz selbstverständlich und gern in Kauf. Und wenn man ihnen dabei zusieht, kann es einem so ergehen wie dem alten Gärtner: Er fand, dass sein Eichhörnchen so aussah, als ob es direkt ein bisschen Spaß an der Arbeit hatte, und so machte er sich fröhlich pfeifend auf zu seinem Geräteschuppen.

Fliege und Löwe

(Unsicherheit, Selbstbewusstsein, Mobbing – Gruppe 1, 2 und 3)

In Afrika lebte ein Löwe, der sehr stolz war und selbstbewusst. Er war sich sicher, dass er der Herr über die Savanne war, kein anderer konnte es mit ihm aufnehmen. Sein Wille war Gesetz, und wenn er brüllte, erzitterten alle Tiere vor Angst und Ehrfurcht. Er war der Herrscher über ein großes Gebiet, stolz und siegesgewiss. Keiner konnte es mit ihm aufnehmen.

Eines Tages begegnete ihm eine Eintagsfliege, die sich auf sein Ohr setzte. Der König der Savanne schüttelte sein Haupt, aber die Fliege blieb sitzen. „Verschwinde", brummte der Löwe, „hast du keine Angst vor mir?"

„Vor dir? Nein, sollte ich?", fragte die Fliege.

„Ich bin der Herrscher der Savanne, alle haben Angst vor mir."

„So? Das bezweifle ich", summte die Fliege.

„Aber ich bin der Stärkste von allen."

„Glaubst du? Na, ich weiß nicht."

„Natürlich, alle fürchten mich, aber ich fürchte mich vor niemandem."

„Das bezweifle ich auch." Die Fliege flog auf das andere Ohr des Löwen.

„Warum zweifelst du an allem, was ich sage? Ich weiß, dass ich mächtig bin, und du solltest es auch wissen."

„Ich sehe dich heute zum ersten Mal, und alles, was ich sagen kann, ist, dass du mächtig bist, mächtig von dir überzeugt nämlich. Ich kenne auch größere Tiere als dich." Die Fliege summte leise.

„Aber hast du noch nie gesehen, wie ich die Antilope jage, die Hyäne vor mir ins Gebüsch flieht und die Warzenschweine um ihr Leben rennen?"

„Nein, ich bin eine Eintagsfliege, ich sehe nur, was heute passiert. Warum sollte es morgen anders sein? Woher soll ich das wissen? Andererseits kann es ja sein, dass es stimmt, was du erzählst, auch das kann ich nicht wissen. Also zweifle ich, und ich finde den Zweifel recht nützlich." Die Fliege summte und brummelte davon.

Der Löwe schüttelte den Kopf und versuchte, die Fliege zu vergessen. Aber das Gespräch ging ihm nicht mehr aus dem Sinn, und während er sehr königlich über die Steppe schritt, nagte auf einmal ein ganz kleiner, ein winzig kleiner Zweifel an seiner Seele. Was, wenn er doch nicht der Mächtigste und Stärkste wäre? Könnte das sein?

Je mehr Zeit verging, umso stärker wurden seine Zweifel und umso öfter stellte er sich Fragen. Waren die Dinge wirklich so, wie sie erschienen? Konnte man sie nicht auch anders betrachten? Er behielt zwar seinen Stolz und sein Wissen um seine Macht, schließlich war er der König der Tiere, aber er nahm sie nicht mehr ganz so selbstverständlich hin. Und so begann er sich zu verändern. Seine Stärke und sein Mut blieben, aber sie paarten sich mit Neugier, Vorsicht und Erfahrung.

So kam es, dass der Löwe sehr alt wurde, und in den Dörfern der Savanne erzählte man sich Geschichten über den weisen Löwen, der nicht nur mächtig, sondern auch schlau war und in keine der ihm gestellten Fallen tappte.

Der Schulterkobold

(Tinnitus, Konzentration, Aufmerksamkeit – Gruppe 1 und 2)

Diese Geschichte stammt aus Island, dem Land der Feen, Kobolde und Elfen. In Island gibt es sogar einen Minister für diese Naturgeister, und wer in Island Essensreste hat, stellt diese ganz selbstverständlich für diese Naturwesen vor die Tür. Wenn man das weiß, wundert es sicher niemanden, dass es auch Elfen für jede Gelegenheit gibt und dass sie oft Lieblingsplätze haben, wo sie sich am wohlsten fühlen. Es gibt Menschen auf der Insel, die können diese Wesen sehen. Wenn daher ein Bauer, der diese Fähigkeit hat, auf seinem Acker einen großen Felsen liegen hat, dann schaut er erst einmal nach, ob dort Feen oder Kobolde leben. Wenn ja, lässt er den Felsen auf seinem Feld liegen und sät und erntet darum herum. Darum kann man in Island auch ganz leicht feststellen, welche Bauern die Feen sehen können. Und einer von ihnen hat mir einmal Folgendes erzählt.

„Ich persönlich habe einen Schulterkobold. Als ich ihn das erste Mal bemerkte, saß er auf meiner linken Schulter und flüsterte mir unverständliche Dinge ins Ohr. Nach einer Weile begann ich auf ihn zu achten und spitzte meine Ohren, um ihn zu verstehen. Das gelang mir aber gar nicht so gut, und so konzentrierte ich mich immer mehr auf mein linkes Ohr.

Und tatsächlich, mit der Zeit verstand ich immer mehr von dem, was er mir da in mein linkes Ohr flüsterte. Nur Sinn machte das meistens nicht. Es ist ein ziemlich schalkhafter Kobold. Na, jedenfalls hatte ich mich so an ihn gewöhnt, dass mir gar nicht auffiel, dass er auf einmal nicht mehr da war. Als ich es dann merkte, war ich doch ziemlich traurig, nicht jeder hat einen Kobold auf seiner Schulter sitzen, und ich hatte mich richtig an ihn gewöhnt. Ich lauschte besonders konzentriert, konnte ihn aber in meinem linken Ohr nicht mehr hören. Bis ich auf einmal ein Kichern vernahm, das sehr nach ihm klang. Ich spitzte das linke Ohr – das hatte ich ja ganz prima trainiert –, aber da war nichts. Ich hörte ihn aber doch kichern, ganz deutlich. Und ich weiß nicht, wie lange es gedauert hätte zu bemerken, dass er auf meiner rechten Schulter saß, wenn er nicht vor Vergnügen auf- und abgesprungen wäre.

‚Na‘, kicherte er weiter, ‚merkst du es endlich, dass ich da bin? Ich war gar nicht weg, ich habe nur den Platz gewechselt.‘ Er kicherte immer noch schadenfroh. ‚Ich sitze schon ganz schön lange hier rechts und flüstere dir in dein rechtes Ohr, aber du warst ja ziemlich einseitig unterwegs.‘

Es war schon echt seltsam, auf einmal verstand ich jedes Wort, das er sagte. Na ja, vielleicht nicht jedes, aber doch genug, um zu wissen, was er meinte.

Von dem Tag an turnte er ziemlich auf mir herum. Mal rechte Schulter, mal linke, ganz wie es ihm beliebte. Ich musste höllisch aufpassen, dass ich das mitkriegte. Und als ich mich ganz gut daran gewöhnt hatte, mal das rechte und mal das linke Ohr zu aktivieren, da setzte er sich auf meine Nase und grinste mir frech ins Gesicht.

Ich kann euch sagen, so ein Schulter-Nasen-Ohr-Kobold, der entweder da oder da oder wo überhaupt und am Ende vielleicht ganz woanders sitzt, ist eine ganz schöne Herausforderung. Und ziemlich cool.“

Ich will so bleiben, wie ich bin
(Selbstwert, Vertrauen, Mobbing, Eigenverantwortung, Unsicherheit – Gruppe 2 und 3)

Jakob war in der letzten Zeit sehr niedergeschlagen. Früher war der Junge immer fröhlich, er sang lauthals auf dem Weg zum Schulbus und war immer zu einem kleinen Schwatz aufgelegt. Aber in den vergangenen Wochen sah sie ihn meist still und langsam an ihrem Haus vorbeilaufen. Eines Tages fragte sie ihn, wo denn seine gute Laune abgeblieben sei.

Er antwortete erst gar nicht, dann aber erzählte er doch, dass er das Gefühl habe, er könne es niemandem recht machen, und auf ihre Nachfrage sagte er: „In der Schule mahnen mich die Lehrer dauernd. Sie wüssten genau, ich könnte mehr leisten und sei doch ein ganz Schlauer, ich müsste es nur zeigen. Mich mehr beteiligen, mich mehr anstrengen. Meine Klassenkameraden nerven am laufenden Band, weil ich keine modischen Klamotten anhabe, und machen sich lustig. Mein bester Freund findet mich gerade blöd, weil mich Fußball halt so gar nicht interessiert. Und meine Eltern meckern rum, weil ich nicht in einem Verein und zu viel in meinem Zimmer bin. Das macht mich ganz irre. Und aggressiv. Was wollen die alle von mir? Können die mich nicht in Ruhe lassen? Was soll ich denn alles an mir ändern? Muss ich in Nikes und mit Vokabelkarten in der Hand auf so ein bescheuertes Tor schießen, damit mich die anderen okay finden?"

„Ups", antwortete sie, „da prasseln ja eine Menge Wünsche auf dich nieder. Da kann man sich selbst schon mal verlieren."

„Genau, dabei finde ich mich ganz okay so, wie ich bin. Aber vielleicht haben die anderen ja doch recht, und ich muss da was ändern …"

„Ich will dir mal von meinem letzten Besuch im Zoo erzählen", sagte sie. „Besonders lange habe ich mir die Krokodile angeschaut. Die erstaunen mich schon sehr. Sie sind so alt und urtümlich. Sie haben sich seit ihrer Entstehung nur wenig verändert. Wenn man das bedenkt, sind sie ziemlich gut durch die Jahrtausende gekommen, denkst du nicht? Das Krokodil hat sich nur da angepasst, wo es wirklich wichtig war. Die meisten leben im Süßwasser, können aber auch im Meer überleben. Ihr Körper ist perfekt auf die Bedürfnisse von Amphibien abgestimmt, trotzdem können sie mit ihren kurzen Beinen und dem schweren Körper an Land schneller laufen, als ein Mensch rennen kann. Wenn man sie da so bewegungslos liegen sieht, machen sie ja nicht gerade den intelligentesten Eindruck, aber die Forscher haben herausgefunden, dass sie doch ganz schön schlau sind. Und sie werden ziemlich alt, ein Zeichen dafür, dass sie nicht allzu viele Fehler in ihrem Leben begehen. Sie können ihr Verhalten an veränderte Lebensumstände anpassen, machen das aber nur in dem Maß, wie es wirklich wichtig ist. Sie sehen ja nicht gerade hübsch aus, aber spannende Tiere sind sie schon …"

Sie plauderten dann noch ein wenig über Tiere im Allgemeinen und Jakobs Hund im Besonderen. Und in den nächsten Tagen hörte sie ihn ab und an wieder singen.

Hefekucheneffekt

(Konzentration, ADHS, Geduld, Mobbing – Gruppe 2 und 3)

„Mama, Kathrins Mutter sagt, sie backt nie Hefekuchen. Sie sagt, das ist ihr zu schwierig, und er gelingt ihr nie. Deiner schmeckt aber immer. Du bist die beste Kuchenbäckerin der Welt." Renate saß auf der Küchenarbeitsplatte und hatte eine weiße Nase vom Mehlstaub.

„Ach, weißt du, eigentlich ist das gar nicht so schwer", antwortete ihre Mutter, während sie den Teig knetete. „Wenn du einen Hefekuchen backen willst, der dann möglichst auch leicht und locker wird, musst du nicht nur aufpassen, dass du die richtigen Zutaten hast, sondern du musst sie auch in einer bestimmten Reihenfolge verarbeiten. Kannst du dich noch an den Apfelkuchen von letzter Woche erinnern? Da hatte ich vergessen, die Eier ganz am Anfang in den Teig zu geben, es ist mir erst aufgefallen, als schon alles verknetet war. Mit ganz viel Liebe und Mühe ist es mir dann doch noch gelungen, einen vernünftigen Kuchen daraus zu machen, aber es hat viel länger gedauert."

„Stimmt", Renate schleckte gerade die Rührschüssel aus, „der war erst viel später fertig als sonst."

„Genau. Hefekuchen zu backen, ist also nicht kompliziert, du brauchst nur etwas Geduld und musst dir Zeit nehmen, um ihn ein bisschen achtsam zuzubereiten."

Die Rennschildkröte

(Ungeduld, Frust, Schulunlust – Gruppe 1 und 2)

Ich erinnere mich, als ich klein war, da hatten wir eine Familienschildkröte. Es war eine Landschildkröte, ein ziemlich großes Tier, wir hatten sie eines Tages gefunden und mit nach Hause genommen. Nun lebte sie schon viele Jahre bei uns. Irgendwie waren wir nie dazu gekommen, ihr einen richtigen Namen zu geben, und so hieß sie nur Krötchen.

Wir waren eine große Familie, meine Tante und meine Oma lebten bei uns in dem alten Bauernhaus. Und ich weiß noch gut, dass meine Oma jeden Nachmittag einen kleinen Spaziergang zu dem Wäldchen in der Nähe machte.

Krötchen lebte im Sommer immer draußen im Garten. Manchmal nahmen wir Kinder sie mit auf Erkundungstour, und dann musste immer einer von uns auf sie aufpassen. Meistens war das eher langweilig. Wir waren voller Tatendrang, und der Schildkrötenbeauftragte musste immer zurückbleiben, damit ihm das Tier nicht abhanden kam.

Wenn nun meine Oma zu ihrem täglichen Spaziergang aufbrach, tat sie das anfänglich noch forschen Schrittes, später, als sie älter wurde und nicht mehr so fit und beweglich war, wurde eher ein gemächliches Entlangzockeln daraus. Das war für uns Kinder sehr praktisch, denn wir begannen damit, ihr die Aufsicht über die Schildkröte zu übertragen. So waren wir frei in unserem Spiel, und Oma hatte Gesellschaft.

Je älter wir wurden, umso selbstverständlicher wurde es auch, dass Oma des Nachmittags mit der Schildkröte losging, sie waren ja beide ziemlich langsam und glichen sich in ihrem Tempo ganz gut aneinander an.

Eines Tages, es war Hochsommer und sehr warm, kam Oma ganz außer Atem nach Hause. „Ihr müsst mir helfen", japste sie, „Krötchen ist mir weggelaufen. Sie ist einfach abgehauen. Eben noch war sie neben mir, da sehe ich, wie sie auf einmal irgendwie größer wird und sich ziemlich schnell davonmacht."

Zuerst dachten wir ja, Oma macht sich einen Spaß mit uns, und lachten sie aus. „So langsam bist du nun auch wieder nicht, Oma, dass du nicht mit einer Schildkröte Schritt halten könntest." Aber Oma war es ganz ernst, und Krötchen war in der Tat auf dem langen Weg auch nicht zu sehen. Also machte sich die gesamte Familie auf die Suche. Wir fanden sie schließlich am Waldrand, wo sie sich ein halbschattiges Fleckchen ausgesucht hatte und genüsslich an ein paar Löwenzahnblättern kaute.

Als sich die Geschichte auf ähnliche Weise ein paar Tage später wiederholte, von der Ausnahme mal abgesehen, dass Oma diesmal nicht ganz so aufgeregt war, beschlossen wir, diesem merkwürdigen Phänomen der „rasenden Kröte" nachzugehen.

Natürlich gab es damals weder Google noch Wikipedia noch überhaupt das Internet. Wir suchten also am Abend alle vorhandenen Lexika im Haus zusammen und begannen, alles über Schildkröten zusammenzutragen, was wir entdecken konnten. Es stellte sich heraus, dass Krötchen nicht etwa, wie wir es uns insgeheim erhofft hatten, zu einer seltenen Gattung von „Rennschildkröten" gehörte – in unserer kindlichen Vorstellungswelt hatten wir uns schon mit ihr auf dem Siegertreppchen eines großen Schildkröten-Rennwettbewerbs gesehen. Es war wohl eher so, dass die plötzliche Geschwindigkeit mit den heißen Tagen zu tun hatte. Und richtig, immer, wenn es viel wärmer wurde, wurde Krötchen auch viel unternehmungslustiger und eben schneller. An kühleren Tagen leistete sie Oma dann aber wieder wie gewohnt Gesellschaft.

Irgendwie bilde ich mir ein, dass ich schon damals eine Ahnung davon bekommen hatte, was alles möglich wird, wenn die Umstände sich ein wenig verändern. Es hängt eben doch nicht alles nur von mir ab. Richtig gut wird es meiner Erfahrung nach aber dann, wenn ich das erkenne und mich ein wenig an die Gegebenheiten anpassen kann. Nicht zu viel, nur gerade so eben richtig. Wie Krötchen, die bei Wärme kurz losflitzte, um im Schatten dann an Blättern zu nagen.

Die Kuscheldecke

(Mobbing, Schulangst, Selbstwert, Sorgen – Gruppe 1 und 2)

Ihre Tante hatte ihr eine Decke geschenkt. Ein komisches Teil, weich und kuschelig, aber eigentlich zu klein. Sie passte so gerade eben darunter. Ihre Katze Minka jedoch liebte diese Decke. Immer schon, wenn sie auf dem Sofa lag und ein Buch las, kam die Kleine auf leisen Pfoten und rollte sich auf ihrem Schoß zusammen. Früher blieb Minka auch ruhig liegen, solange sie sich nicht bewegte, aber seit sie die Decke hatte, war es mit der Ruhe vorbei. Minka drehte und drehte sich auf ihren ausgestreckten Beinen, grub die Tatzen in die weiche Decke, schnurrte vor Behagen und konnte gar nicht aufhören, den weichen Stoff mit den Pfoten zu kneten.

Aber das wirklich Erstaunliche war, dass die Decke, obwohl sie weiß war und flauschig, nie schmutzig wurde. Nicht mal dann, wenn Minka mit regennassen und schlammverschmierten Pfoten ihre Runden auf ihr drehte. Der Schmutz perlte und krümelte irgendwie von allein wieder ab. In der ganzen Zeit, in der sie die Decke besaß, hatte die Mutter sie noch nicht einmal waschen müssen.

Als sie einmal ganz traurig war und gekränkt, weil sie mit ihrer besten Freundin gestritten hatte, lag sie wieder unter der Decke, und Minka verteilte Erdklumpen darauf. Sie sah ihr eine Weile dabei zu und dachte dann, dass es doch wunderbar wäre, wenn ihre Sorgen genauso von ihr abgleiten würden, wie die Erdkrumen das an der Decke machten.

„Das ist eine sehr gute Idee", sagte ihre Tante, als sie ihr davon erzählte, „ich habe diese Decke damals im Urlaub bei einer alten Indianerin gekauft. Die hatte mir etwas von Zauberkräften erzählt, das hatte ich ganz vergessen. Vielleicht hat deine Decke magische Fähigkeiten? Versuch es doch einfach mal, und stell dir vor, wie alle deine Ängste und Sorgen genau solche kleinen Erdkrümelchen sind. Vielleicht sogar in verschiedenen bunten Farben? Und genau so, wie Minka das mit ihren Pfoten und dem Schmutz dazwischen macht, das viele Treten und Kneten und Herumdrehen, machst du das in Gedanken auch mit deinen Problemen. Und wenn du sie dann gründlich hin und her gedreht und bewegt hast, dann rollen sie einfach von der Decke runter auf den Boden. Da kann Mama sie dann am nächsten Tag mit dem Staubsauger aufsaugen."

Das gefiel ihr. Und sie bemerkte, dass ihre Ängste, Sorgen und Probleme in allen Farben schillern konnten. Und je bunter sie waren, umso schöner sah es aus, wenn sie von der Decke kullerten.

Verlust, Loslassen, Übergänge

Auch Krokodile können küssen
....
(Verlust, Loslassen, Übergänge – Gruppe 1, 2 und 3)

In Mexiko lebte einst ein Krokodil. Das ist eigentlich nichts Besonderes, denn in Mexiko leben viele Krokodile. Aber dieses hier hat eine besondere Geschichte, die ich dir erzählen will.

Heute ist das Krokodil schon ganz schön alt. Und auch ganz schön groß. Inzwischen lebt es in einem kleinen Tümpel, wo es sich wohlfühlt. Ab und an kommen Leute, um es zu bestaunen. Inzwischen mag es die Menschen auch, aber früher war das anders, da war es sehr wütend und sehr böse auf alle Menschen. Und das hatte auch einen Grund. Es war nämlich so:

Als unser Krokodil noch ein ganz kleines und niedliches Krokodilbaby war, wurde es von einer Familie gekauft. Die fand es ganz toll, ein eigenes Krokodil zu Hause zu haben.

Du musst wissen, dass man in Mexiko alle Tiere kaufen und zu Hause halten kann, die man haben will. Das ist nicht so wie bei uns, wo es einen Tierschutz gibt, der darauf achtet, dass Tiere nicht einfach überall gehalten werden dürfen. Bei uns gibt es Gesetze, die dafür sorgen, dass es auch den Tieren in unserem Land gut geht. Niemand könnte einfach so ein Krokodil in der Badewanne haben oder einen Tiger im Garten oder ein Löwenbaby zum Spielen. In Mexiko aber geht das. Zumindest heute noch.

Und so konnte die Familie das kleine Krokodil kaufen und zu Hause erst in einem Waschzuber und dann in der Badewanne wohnen lassen. Es wurde aber größer und größer und passte irgendwann auch nicht mehr in die Wanne. So verfrachtete man es in einen alten Teich im Garten. Am Anfang fühlte sich das Krokodil noch ganz wohl. Die Kinder der Familie besuchten es oft, als sie es neu hatten, es wurde gefüttert und hatte alles, was es brauchte.

Aber je größer es wurde, umso mehr wuchsen seine Zähne, und es sah auch gar nicht mehr so niedlich aus. Und die Familie kümmerte sich immer weniger um es und interessierte sich bald gar nicht mehr für das Tier.

Du weißt bestimmt, dass ein Krokodil nicht in einen Garten, sondern in die freie Natur gehört. Es braucht einen Fluss, einen Urwald, Bäume und Fische und Sandböden. Und so wurde unser Krokodil in seinem kleinen Garten und dem noch kleineren Teich immer unglücklicher, unzufriedener und mit der Zeit auch echt, nun ja, du würdest vielleicht sagen, sauer. Es fing an zu fauchen und zu brüllen, wenn mal jemand kam. Auch wenn es gefüttert wurde, war es wütend und schnappte nach allem, nicht nur nach dem Fleischbrocken, der ihm hingeworfen wurde. Für die Familie wurde es immer schwieriger, das Tier zu versorgen. Irgendwann banden sie ihm einen Draht um den Bauch, um es für sein Brüllen und Schnappen zu bestrafen und irgendwie zumindest ein wenig unter Kontrolle zu haben.

Aber das machte die Sache natürlich nur noch schlimmer. Zu der Wut und dem Ärger kamen jetzt auch noch Schmerzen, und das Krokodil wurde immer wütender und böser und hasste alle Menschen. Das kannst du sicher verstehen, nicht?

Aber dann endlich, eines Tages, hatte es Glück. Ein Mann kam zu Besuch, der eine Art mexikanisches Tierheim für wilde Tiere hatte. Bei ihm lebten schon vier Tiger, ein Löwe, ein Löwenbaby, ein Leopard und noch viel mehr Tiere, die ihren Besitzern zu groß und zu wild geworden waren.

Das Tierheim lag am Rande eines großen Sees und Mangrovenwaldes, und dort gab es schon viele Krokodile. Dieser Mann nahm also unser wütendes Krokodil mit sich mit und brachte es in den Tümpel, in dem es heute noch lebt. Um diesen Tümpel herum war ein Zaun und eine Tür. Als Allererstes kam ein Tierarzt, der alle Verletzungen des Krokodils behandelte. Der Draht, den die Familie ihm umgebunden hatte, hatte seinen Magen verletzt, der musste jetzt erst einmal heilen. Und obwohl alle Menschen, die nun zu ihm kamen, ihm nur helfen wollten, machte das das Krokodil nicht fröhlicher. Dauernd kam jemand, um ihm Spritzen zu geben, es kurz zu betäuben, zu verbinden … es war wirklich lästig. Und so wurde es womöglich noch wütender und versuchte, jeden zu beißen oder mit seinem kräftigen Schwanz zu schlagen, der in seine Nähe kam.

Aber Arturo, der Tierheimbesitzer, verstand sehr gut, was in dem Krokodil vorging. Er hatte eine grenzenlose Geduld und große Liebe zu seinen Tieren. So wurde unser wütendes Krokodil langsam, ganz langsam und nach und nach ein wenig ruhiger. Und nach vielen Monaten verschwand die Wut allmählich. Es war zwar immer noch schreckhaft und misstrauisch, aber es biss nicht mehr nach jedem, der sich ihm näherte. Arturo jedoch gab sich damit noch nicht zufrieden. An jedem Tag, wenn er Futter brachte, sprach er mit dem Tier. Nach etwa einem Jahr konnte er schon an das Krokodil herantreten, ohne dass es ihn anfauchte, so geduldig war er. Und nach weiteren sechs Monaten konnte er es vorsichtig anfassen, so geduldig war er. Und nach weiteren zwei Jahren konnten auch die Besucher des Tierheims unser Krokodil anfassen und streicheln.

Heute ist Arturo stolz darauf, dass das freundlichste Krokodil der Welt in seinem Tierheim zu Hause ist. Mit seiner geduldigen und ruhigen Art hat er es geschafft, dass das wütende und wilde Krokodil wieder Vertrauen zu den Menschen fassen konnte. Es freut sich über Besuch, und die Tür zu seinem kleinen Tümpel steht immer offen. Und manchmal kommt jemand, der mag Krokodile ganz besonders gern und hat auch ganz viel Vertrauen. Und dann kann es sein, dass das Krokodil einen Kuss bekommt. Und dann ist es wieder noch ein kleines bisschen glücklicher.

Das Regal oder: Die unendliche Geschichte

(Unentschlossenheit, Abhängigkeit, Loslassen, Motivation –
Gruppe 2 und 3)

Folgendes Gespräch entwickelt sich zwischen Mutter und Sohn:

Sie: Ich will doch schon seit Langem das große Einbauregal von der einen in die andere Ecke umziehen. Können wir das heute machen?

Er: Sorry, Mama, heute nicht. Ich komme erst spät von der Schule nach Hause und danach ist Training.

Sie: Dann machen wir es morgen.

Er: Nee, geht nicht, da habe ich Fahrschule.

Sie: Gut, aber dann übermorgen. Ach nein, da kann ich ja nicht. Also Montag, aber da ganz bestimmt, ja?

Er: Mama, du weißt doch, montags bin ich bei Oma Doris zum Abendessen.

Sie: Ja, wann sollen wir es denn dann machen?

Er: Jetzt chill mal ein bisschen, irgendwann wird es schon klappen.

Gefühlte drei Monate später:

Sie: Wie sieht es aus, können wir morgen das Regal umziehen?

Er: Nein, morgen bin ich mit Freunden verabredet, das hatte ich dir aber gesagt.

Sie: Dann übermorgen.

Er: Da ist Fahrstunde.

Sie: Na gut, aber am Mittwoch. Halt dir den bitte frei.

Er: Mittwochs, liebe Mama, bin ich immer zum Essen bei Oma Karin.

Die Mutter verstummt. Und am Freitag fängt sie einfach mal an. Sonntag Abend war das Regal ab- und wieder aufgebaut und das Zimmer gestrichen. Das hatte sie nun ganz allein geschafft. Na ja, fast ganz allein. Gelegentlich ertönte auch mal ein Ruf an den Sohn: „Ich brauch mal eben fix deine Hilfe" – und für ein „fix" war er auch zu haben. War ganz einfach.

Der Geschichtenerzähler
....

(Umgang mit Krisen, Identität, Selbstwert, Selbstsicherheit, Chance, Vision – Gruppe 1, 2 und 3)

Vor langer Zeit lebte im Oman einmal ein Gelehrter. Er besaß viele Hundert Bücher, für ihn waren sie wie seine Familie, und er kannte jedes einzelne gut.

Eines Tages geschah es, dass er vergaß, eine Kerze zu löschen, und sein Heim ging in Flammen auf. Zum Glück konnte er sich rechtzeitig aus dem Haus retten, und er nahm so viele Bücher mit, wie er tragen konnte. Da er die dicken mit den vielen Seiten besonders liebte, ergriff er vorwiegend diese.

Am nächsten Morgen durchstöberte er noch einmal die Ruinen seines Hauses. Aber er fand nichts von Wert unter den verkohlten Brettern. Nichts außer einem kleinen Bändchen mit Geschichten. Seufzend steckte er es in seine Tasche und begann zu überlegen, wie es nun für ihn weitergehen sollte. Er besaß nun nichts mehr außer den Kleidern, die er am Leib trug, den paar Dinar, die er in seinen Taschen hatte, und einer Handvoll Bücher. Er beschloss, die Gelegenheit, so bitter sie auch für ihn war, zu nutzen. Er wollte, bevor er zu alt würde, einmal in die Welt hinausziehen, um sich anzuschauen, wovon er immer nur gelesen hatte. Er bereitete sich, so gut es ging, auf seine Reise vor. Vor allem bedachte er, welche Bücher er mitnehmen sollte. Denn ganz ohne ein Buch auf eine so lange Reise zu gehen, war für ihn unvorstellbar. Da er nur einen kleinen Handkarren hatte, war es ihm nicht einmal möglich, alle geretteten Bücher mitzunehmen. Die Entscheidung fiel ihm nicht leicht, und er dachte lange darüber nach, packte welche ein, dann wieder aus, nahm andere zur Hand, bis er sich schweren Herzens für einige entschied. Besonders dicke, inhaltsreiche Bücher hatte er eingepackt. Als er aufbrechen wollte, sah er, dass im Karren noch ein schmaler Spalt leer geblieben war. „Ich kann noch ein kleines Buch hineinstecken", dachte er und griff sich das dünnste Buch, das er hatte. Es war das Buch mit den Geschichten. Dann zog er los.

Nun musste er als Erstes durch eine unwirtliche und gefährliche Gegend ziehen. Nach einigen Tagen wurde er von Räubern überfallen, die ihm alles abnahmen, was er besaß. Nur seinen Bücherkarren, den sie hohnlachend in einen Graben gestoßen hatten, behielt er. Noch ärmer als zuvor zog der Mann weiter. Er schätzte sich glücklich, dass er seine geliebten Bücher hatte retten können. Am Abend fand er eine kleine Herberge und bat um ein Nachtlager. Da er kein Geld hatte, entschloss er sich schweren Herzens, eines seiner Bücher als Bezahlung anzubieten. Der Gastwirt, der keine echte Verwendung für ein Buch in seinem Gasthaus hatte, war ein gutmütiger Mann, und so gewährte er dem Gelehrten Unterkunft und nahm einfach das dickste Buch, das er finden konnte.

So zog der Alte mit seinem Handkarren immer weiter. Manchmal konnte er sich mit Hilfsdiensten ein paar Dinar verdienen und die Herberge bezahlen, aber oft fand er keine Arbeit. Er konnte ja auch im Grunde nichts, was unterwegs irgendwie nützlich gewesen wäre, denn er verstand nicht viel von handwerklicher Arbeit. So wurde sein Karren immer leerer und leerer, bis schließlich außer dem kleinsten Buch, dem mit den Geschichten, nichts mehr darin war. So steckte er es in seinen Mantel, verkaufte den Karren und ging weiter.

Als auch dieses Geld aufgebraucht war, musste er abends oft unter freiem Himmel schlafen, da es unter den Herbergsleuten nur wenige gab, die ihm ohne Bezahlung ein Dach über dem Kopf gegeben hätten. Eines Abends traf er auf der Suche nach einem geeigneten Rastplatz ein paar Beduinen, die gerade in einer Senke ihr Lager aufschlugen. Er bat sie, sich zu ihnen legen zu dürfen. Sie hießen ihn willkommen und machten Platz an ihrem Feuer. Nachdem sie auch ihre wenige Wegzehrung mit ihm geteilt hatten, hob einer von ihnen an und erzählte eine Geschichte. Bereits nach wenigen Worten war der alte Gelehrte ganz verzaubert von dieser Erzählung und lauschte andächtig und mit Freude. In dieser Nacht erzählten die Beduinen noch viele Geschichten, und als der alte Mann am nächsten Morgen aufbrach, gingen sie ihm immer noch im Kopf herum.

Als er am Abend wieder an eine Herbergstür klopfte, antwortete er auf die Frage, ob er denn Geld habe, ganz unwillkürlich: „Nein, aber ich könnte deinen Gästen heute Abend eine Geschichte erzählen."

Der Wirt war einverstanden, und so kam es, dass der alte Gelehrte, der so viel wusste über Geologie, Philosophie, Religionskunde, fremde Länder, die Künste der Mathematik, Physik und Literatur, dass er entdeckte, dass ein kurze Geschichte oder ein Märchen ihm bessere Dienste leistete als all sein Fachwissen. Und plötzlich fiel ihm das dünnste seiner Bücher ein, das mit den vielen Geschichten, das er immer noch im Mantel trug. Er nahm es heraus und begann, jeden Abend in der Herberge daraus vorzulesen. Es kamen täglich mehr Gäste ins Wirtshaus, um ihm zuzuhören, sodass der Wirt ihm anbot, für eine Weile bei ihm zu bleiben.

Manchmal, wenn der Gelehrte am Abend seine Geschichte erzählt hatte, wusste auch einer der Gäste eine zu berichten, und so lernte er immer mehr Geschichten kennen. Bald schon kamen die Leute und fragten, ob denn der Geschichtenerzähler heute wieder da sei, und man lud ihn ein, in andere Dörfer zu kommen, um die Bewohner mit seinen Worten in andere Welten zu führen.

„Warum nicht?", dachte er bei sich, denn inzwischen kannte er schon beinahe so viele Geschichten, wie er Bücher gehabt hatte. Manchmal erfand er sogar neue, sie kamen ihm einfach von ganz alleine in den Sinn. Es schien, als sprudele eine lebhafte Quelle in seinem Inneren, wenn er nur still genug lauschte.

Es vergingen viele Jahre, in denen der Gelehrte, der inzwischen ein Geschichtenerzähler war, durch das Land zog und seine Märchen erzählte. Das kleine, schmale Buch brauchte er schon lange nicht mehr, aber von all seinen Büchern war es ihm das liebste geworden. Er trug es stets bei sich. Es erinnerte ihn daran, dass ein Schatz an Wissen nicht einhergeht mit der Anzahl der Bücher, die man gelesen hat.

Gewohnheitstier

. . . .

(Lösungssuche, Problemstabilität, Musterunterbrechung – Gruppe 1 und 2)

In einem Wald, gar nicht weit von hier, lebte einmal ein Fuchs. Es war ein sehr schöner Fuchs, der in seinem Bau schon viele Jahre zu Hause war. Es ging ihm gut, er war zufrieden mit seinem Leben und machte tagein, tagaus das Gleiche, da ihm das alles bisher immer gutgetan hatte. „Warum soll ich etwas verändern?", fragte er seinen Freund, den Specht. „Ich gehe jeden Tag den gleichen Weg zu den Wiesen und Feldern, um zu jagen. Noch niemals bin ich hungrig zu Bett gegangen. Und noch niemals ist mir auf meinem Weg etwas Schlimmes widerfahren. Warum soll ich etwas anders machen als bisher?"

Der Specht war nun aber von Natur aus neugierig und unternehmungslustig und sprach: „Ja, aber ist dir das nicht langweilig? Immer dasselbe, keine Anregung, keine Aufregung? Keine Rätsel lösen oder Neues entdecken?"

„Nein", sagte der Fuchs, „ich finde es gut so, wie es ist. Es kann bleiben."

Und so lebten sie jeder auf seine Weise und pflegten trotz ihrer Unterschiede ihre Freundschaft.

Eines Tages brach ein großer Sturm aus, der die Bäume umknickte wie trockene Spaghetti, die du in einen zu kleinen Topf stecken willst. Der die Flüsse überschäumen ließ, die große Felsbrocken und Geröll mit sich nahmen und irgendwo im Wald zurückließen, als sie sich wieder in ihr Bett zurückgezogen hatten. Drei Tage hatte der Sturm gebraust und der Fuchs seinen Bau nicht verlassen. Am vierten Tage aber wurde es ruhiger, und der Hunger trieb ihn hinaus. Aber schon nach kurzer Zeit versperrten ihm Bäume, Steine und Matsch seinen gewohnten Weg. Er schaute in jeder Ritze, ob sich nicht doch ein Loch finden ließe, aber es war kein Durchkommen. Er versuchte es rechts- und linksrum, aber überall stieß er nach kurzer Zeit wieder auf ein ähnliches Hindernis. Waren es nicht die umgestürzten Bäume, war es ein

Dornendickicht oder eine allzu dichte Hecke. Weil der Fuchs nun ein Gewohnheitstier war, schaute er bei dem dritten und vierten Hindernis schon nicht mehr so genau, ob es nicht doch möglich wäre, darüber oder darunter durchzuschlüpfen. Er hatte ja inzwischen die Erfahrung gemacht, dass es nicht ging.

Nach langem Suchen kam er an einen Bach. Mutlos ließ er bereits mehrere Meter, vor Erreichen des Ufers, den Kopf sinken und wollte schon wieder umkehren, um nach einem anderen Weg zu suchen, als sein Freund, der Specht, ihn rief. „He, Fuchs, was machst du hier, so weit weg von zu Hause?"

„Ich suche einen neuen Weg zu den Feldern, der alte ist versperrt, und hier komme ich auch nicht weiter. Es ist wie überall, nirgends ein Durchkommen", antwortete der Fuchs verzweifelt.

„Aber nein", rief der Specht, „ hier ist es gar nicht so wie da drüben. Schau mal, siehst du die Trittsteine direkt unter dem Wasser? Da kannst du prima rüberlaufen. Es sind nicht alle Hindernisse gleich, meist kann man sie ja doch irgendwie überwinden, wenn man nur genau genug guckt."

Der Fuchs zockelte vorsichtig zum Ufer und setzte erst eine Pfote, dann auch die anderen auf die Steine und sprang hinüber. Durch die Bäume konnte er schon die Wiese erkennen, auf der er immer jagte. „Hm", dachte er bei sich, „ich bin ja schon da. Dieser Weg scheint kürzer zu sein als der alte. Na, mal sehen." Und mit diesem neuen Gedanken machte er sich auf die Jagd.

Das Motschekiebchen
(Achtsamkeit, Perspektivwechsel, Veränderung – Gruppe 1, 2 und 3)

Neulich kam mein Sohn mit dem Rad aus der Schule nach Hause.

„Mama", rief er, „heute habe ich mich als Schlepper betätigt."

„Wie das?", fragte ich ihn.

„Als ich losfuhr, saß ein Motschekiebchen auf dem Lenker, das habe ich bis vor unsere Haustür gefahren. Es ist eben erst weggeflogen."

„Na, so wie ich dich kenne, bist du so schnell gefahren, dass es den Absprung unterwegs nicht gewagt hat."

„Oder es hat sich den Traum vom Fahren erfüllt", antwortete mein Sohn grinsend.

(Motschekiebchen: sächsischer Ausdruck für Marienkäfer.)

Jetzt erst recht!

(Akzeptanz, Loslassen, Perfektionismus, Zwang – Gruppe 1, 2 und 3)

Nachdem die Katze meiner Tochter Junge bekommen hatte, beschlossen wir, eines davon zu behalten. Wir konnten uns nicht entscheiden welches, aber es ergab sich, dass es das kleinste und jüngste wurde. Die Geschwister waren ausgezogen, und die Kleine blieb bei uns. Wir liebten sie sehr, sie war ein bisschen schreckhaft, aber auch sehr kuschelig.

Sie lernte schnell, das Katzenklo zu benutzen, und als sie ein bisschen älter wurde, schlüpfte sie auch durch die Katzenklappe nach draußen. Alles war wunderbar und völlig problemlos, bis sie auf einmal anfing, ihr Geschäft nachts in der Wohnung zu verrichten. Am Anfang dachten wir noch, das wären Zufälle oder besondere Situationen gewesen, aber als sie tagelang nachts immer in irgendwelche Ecken pinkelte oder kleine Haufen hinterließ, begann ich mit Erziehungsversuchen.

Ich sprang bei dem kleinsten Scharren aus dem Bett, und wenn ich sie auf frischer Tat erwischte, schimpfte ich fürchterlich mit ihr. Ich stupste ihr Gesicht in ihre Hinterlassenschaft, ich klopfte ihr aufs Hinterteil, ich steckte sie unter die Dusche, und einmal tunkte ich sie sogar vor lauter Verzweiflung in den Teich.

Ich kaufte Duftspray, das Katzen nicht mögen, und nebelte abends die ganze Wohnung ein. Ich steckte nachts elektronische Geräte in die Steckdosen, die einen Ton erzeugen, den Katzen nicht mögen, in der Hoffnung, sie würde dann nachts draußen bleiben. Ich schlief schlecht. Ich legte die Wohnung mit Alufolie aus, ich tat alles, was mir einfiel, außer, sie nachts auszusperren.

Nach wochenlangem morgendlichem Großputz begannen mich Freunde zu fragen, ob ich sie denn nun nicht endlich doch ins Tierheim bringen würde, das wäre doch kein Zustand!

Darüber habe ich dann auch nachgedacht. Ziemlich kurz. Dann schnappte ich mir meine Katze, hob sie hoch, sodass ich sie ansehen konnte, schüttelte sie ganz sanft und sagte: „Wir lieben dich. Und du bleibst hier! Trotzdem!"

Von da an war Ruhe.

Seelenflug
(Abschied, Trauer, Neuanfang – Gruppe 1, 2 und 3)

„Manch einer sagt Unkraut zu einem Löwenzahn, mir aber gefällt die Pflanze", sagte er. „Die jungen Blätter geben unserem Frühlingssalat eine kräftige Würze. Später, in voller Blüte, erfreuen uns die strahlend gelben Köpfe selbst in den dunkelsten Gartenecken. Mit der Zeit verwandelt sich der Löwenzahn dann in eine Pusteblume, und seine Schirmchen machen sich langsam auf den Weg, um vielleicht in einer neuen Welt Wurzeln zu schlagen."

Vom anderen Stern sein

Der Ameisenplanet
. . . .
(Selbstwert, Mobbing, ADHS, Visionen – Gruppe 2 und 3)

Das Wetter war herrlich. Die Sonne schien, die große Wiese war voller Gänseblümchen, und es war genau richtig warm. Die Gruppe schwärmte über die Lichtung wie ein losgelassener Stock Bienen, die von einer Blüte zur nächsten summen, immer auf der Suche nach den schmackhaftesten Pollen.

Fabian, der Leiter der Pfadfindergruppe „Freche Fische", fühlte sich an Disneys „Lustige Taschenbücher" erinnert. Er stellte sich vor, er könne Tic, Tric und Trac hören, die lauthals nach ihrem Fähnlein Fieselschweif riefen. Er stand an einen Baum gelehnt und lauschte den fröhlichen Stimmen seiner Gruppe, die über die Wiese tobte, auf der Suche nach dem besten Platz für das Lager.

Wie meistens war es Jan, der die Entscheidung traf. „Fabian", rief er, „hier ist es prima, schau mal. Da ist Platz genug für die Zelte, und hier ist sogar eine Mulde für das Lagerfeuer. Hier liegen auch ein paar Steine rum, die können wir als Abgrenzung für das Feuer benutzen."

Fabian winkte ihm zu, blinzelte in die Sonne und stellte fest, dass diese schon bald hinter den frühlingsgrünen Bäumen verschwinden würde. Er reckte sich und machte sich langsam an die Arbeit. Den Aufbau der Zelte schafften die Kinder alleine, aber was die gesamte Organisation betraf, die Küche einrichten und Ähnliches, da brauchten sie doch noch seine Hilfe und Unterstützung.

Lucas lag auf dem Bauch nahe dem Waldrand und beobachtete die Ameisen. Er gehörte zu den Jüngeren und hielt sich oft ein bisschen abseits. Das tat er gar nicht absichtlich, es ergab sich einfach so. Meist lag es daran, dass ihn irgendeine Kleinigkeit, die die anderen gar nicht bemerkten, so faszinierte, dass er sich darin verlor. Er vergaß die Zeit, die anderen Kinder, die Lehrer und manchmal sogar seine Eltern. Die mussten ihn dann mehrfach rufen oder sogar anstupsen, bis er wieder etwas mitkriegte. Und nie verstanden sie, was ihn da gerade so abgelenkt hatte und dass er nicht mit Absicht nicht zugehört hatte. Es passierte einfach, er fand das auch gar nicht schlimm. Im Gegenteil, meist war das, was er da erlebte, viel interessanter als, nun ja, zum Beispiel der Deutschunterricht oder das, was seine Eltern über ihren Tag so erzählten.

Heute jedenfalls hatte sich keiner besonders um ihn gekümmert, als sie hier angekommen waren, und irgendwie war er dann hier bei den Ameisen gelandet. Sie kamen ihm wie eine gut organisierte Armee vor und erinnerten ihn ein wenig an die Stormtrooper aus „Star Wars". Oder doch eher an Colonel Hatties Elefanten aus dem Dschungelbuch? Sicher gab es in irgendeinem anderen Universum einen Ameisenplaneten, überlegte Lucas. Nicht dass er glaubte, da würden lauter Ameisen leben. Nein, der Planet, an den er dachte, war eher wie eine Miniaturausgabe der Erde. Alle Dinge waren dort genauso groß wie auf der Erde, aber alle Lebewesen waren so klein wie die Ameisen.

Von ferne hörte Lucas Fabians Stimme, der ein paar Kindern gerade sagte, sie sollten trockenes Holz für das Lagerfeuer sammeln gehen. „Sucht nach großen, dicken Ästen, dann können wir das Feuer ganz lange brennen lassen. Mit einer Nachtwache ist das kein Problem."

Lucas seufzte. Er müsste sich vermutlich auch ein wenig nützlich machen, dachte er, rappelte sich auf und zog unwillig los. Zu seiner großen Überraschung hatte er aber dann doch ziemlich viel Spaß beim Holzsammeln. Er suchte nach richtig großen, langen und schweren Ästen, und als er so voll bepackt war, dass er sie kaum noch tragen, geschweige denn damit laufen konnte, ging er zum Lagerplatz zurück.

Da standen schon die anderen, allen voran Jan, und stapelten die Hölzer auf einen Haufen. Als Lucas erschien, hielten sie inne, guckten ihn mit großen Augen an und fingen an zu lachen. „Na, da kommt ja der größte Sammler aller Zeiten", grinste Jan, „pass bloß auf, dass du dir nicht 'nen Bruch hebst, bei dem Gewicht."

Verwundert blickte Lucas auf seine Arme voller Holz. Obwohl, von Holz konnte man eigentlich kaum sprechen, es waren eher Hölzchen und Stöckchen, die er da gesammelt hatte. Wieso hatte er denn …? Ach ja, klar. „Jan, ich habe ein Ameisenvolk beobachtet, und dann war ich auch nur so groß wie eine Ameise, vorhin, und da waren die Dinger hier riesig und so schwer, das glaubst du nicht. Aber ich geh gleich noch mal los." Er warf sein gesammeltes Reisig auf den Boden und verschwand unter dem Gejohle der anderen im Wald.

Als er wiederkam, diesmal mit einem dicken Ast, den er hinter sich herschleppte, waren Jan und die anderen damit beschäftigt, das Feuer anzuzünden. Sie hatten die Holzstücke regelgerecht zu einem kunstvollen Scheiterhaufen aufgeschichtet und bemühten sich jetzt, die Äste zum Brennen zu kriegen. Sie hatten es schon an mehreren Stellen versucht, aber sie wollten einfach kein Feuer fangen. „Ist bestimmt zu feucht, das blöde Holz", murrte Jan und kickte missmutig einen kleinen Stein durch die Gegend.

Fabian, der mittlerweile beim Aufbau des Küchenzeltes geholfen hatte, kam herübergeschlendert. „Das sieht ja schon sehr vielversprechend aus. Jetzt fehlt nur noch das Reisig."

Die Gruppe schaute sich betreten an. „Reisig, stimmt", sagte einer, „wir haben nur diese dicken Äste gesammelt, dass wir auch dünne zum Anzünden brauchen, hatten wir ganz vergessen."

In diesem Augenblick erreichte Lucas mit seinem halben Baumstamm die Feuerstelle und hörte die letzten Worte. „Aber ich hatte doch was mitgebracht", sagte er, „vorhin war es euch zu dünn und zu klein. Vielleicht ist es jetzt ja genau richtig?" Er zeigte auf den Haufen, den er vorhin achtlos auf den Boden geworfen hatte.

„Perfekt", sagte Fabian, „kommt, ihr Fische und Fischinnen, legt das Zeug zwischen die Äste, und dann kann's losgehen."

Schon bald saßen alle um ein wundervolles Lagerfeuer, spielten Gitarre und sangen alle Lieder, die ihnen einfielen. Nur Jan und Lucas sangen nicht. Sie saßen nebeneinander auf einem der großen Steine, und Lucas erzählte Jan von seinem Ameisenplaneten.

Das ph-f

(Fehlerkultur, Mobbing, Ängste – Gruppe 2 und 3)

Es war einmal ein kleines ph-f. Kein f, sondern ein ph-f. Dieses kleine ph-f ging gar nicht gern in die Buchstabenschule. Ihr kennt die Buchstabenschule nicht? Ihr wisst aber doch, was eine Grundschule ist? Genau, da gehen Grundschüler hin, so, wie Gesamtschüler auf eine Gesamtschule gehen oder Gymnasiasten aufs Gymnasium. Um etwas zu lernen. Und kleine Buchstaben gehen in die Buchstabenschule, damit sie die Welt der Wörter kennenlernen und später entscheiden können, von welchem Wort sie der Anfangsbuchstabe sein wollen. Der große, „erwachsene" Buchstabe von einem Wort, das für sie eine besondere Bedeutung hat.

Also, unser ph-f schlief meistens während des Unterrichts und kriegte nicht viel mit. Nun gibt es in der Buchstabenschule keine Noten, und man kann auch nicht sitzen bleiben. Die Buchstaben müssen sich schon selber kümmern und entscheiden, ob sie etwas lernen wollen.

Alle Klassenkameraden von unserem kleinen ph-f wussten am Ende, was sie werden wollten, und gingen in die Wörterwelt hinaus. Nur das ph-f wusste nichts mit sich anzufangen. Am Anfang gammelte es so ein wenig herum und fand das schön, aber mit der Zeit wurde es ihm langweilig, und es begann, sich Gedanken über seine Zukunft zu machen. Und je mehr es dachte, umso schwieriger wurde das. „Ach, was soll's", sagte es zu sich, „werde ich halt ein Vielfraß. Oder ein Verbot. Oder wie wäre es mit Verstand, Vorstellung oder … genau, Verwirrung? Das ist schließlich genau das, was ich fühle."

Erleichtert machte es sich auf den Weg zur Registrierungsbehörde. Die aber lachten es aus. „Na, da hat wohl jemand nicht in der Schule aufgepasst, du bist ein f, und alle diese Wörter fangen mit einem v an, wie kann man als Buchstabe nur so einen Fehler machen!", sagten sie, und das kleine ph-f schlich nach Hause. Dort nahm es sich einen Duden zur Hand und verstand schließlich auch den Unterschied zwischen f und v.

Das half ihm aber auch nur ein wenig, denn es wusste nun erst recht nicht, wie es mit ihm weitergehen sollte. Es blätterte unwillkürlich im Duden herum und landete zufällig bei dem Buchstaben F, genau genommen bei dem Wort „Fehler". Da stand „irrtümliche Entscheidung."

„Das bin ja ich", dachte das ph-f, „ich habe mich erst geirrt, als ich in der Schule nicht mitgemacht habe, dann, als ich ein Wort mit einem ganz falschen Buchstaben werden wollte, und nun muss ich überlegen, welchen Weg ich gehen soll." Das ph-f tigerte im Raum auf und ab. „Im Grunde stecken in einem Fehler ja eine Menge Möglichkeiten", überlegte es weiter, „eigentlich ist das ein ziemlich tolles Wort."

Nach wenigen Minuten machte es sich frohen Herzens erneut auf den Weg zur Registrierungsbehörde, diesmal ganz sicher, welches Wort es werden wollte.

Die Bordmöwe
....
(Anderssein, Perspektivwechsel – Gruppe 2 und 3)

Es ist schon eine Weile her, da war ich auf einem Schiff. Es war ein mittelgroßes Schiff. Nicht so riesig, dass du dich darauf verlaufen könntest, aber doch so groß, dass es darauf ein Theater gab. Und mehrere Restaurants. Und sogar eine richtige Pizzeria. Und natürlich auch ganz viele Menschen. Da waren zum einen die Crew und zum anderen die vielen Gäste. Mindestens 833. Oder mehr. Es war ein Kreuzfahrtschiff, und wir sind auf der Nordsee herumgeschippert. Drei Tage lang. Ununterbrochen. Es war kein Land zu sehen.

Diese Zeit auf See, weit und breit nur Wasser, ist die Zeit auf so einem Schiff, die ich am liebsten mag. Wenn ich so ganz weit weg bin von allem. Mitten auf dem Meer. Mitten im Irgendwo. Dann sitze ich gerne an Deck und schaue auf das Meer und die Wellen. Das Wasser ist manchmal ganz grau. Und manchmal auch ganz blau. Auf dieser Fahrt war es jedenfalls spiegelglatt. So weit man gucken konnte, eine glatte tiefblaue Wasserfläche. Nur ein ganz kleines bisschen Bewegung war zu sehen. Und immer habe ich gehofft, ich könnte eine Walflosse erspähen. Die gibt es da nämlich, die Wale. Und so einen großen Wal zu sichten, das ist schon etwas Besonderes, wie du dir sicher vorstellen kannst. Wenn sie majestätisch und gelassen auftauchen, die Luft ausstoßen, sodass man es sehen und hören kann, dann wieder hinabgleiten und sich mit einem Winken ihrer mächtigen Schwanzflosse, die nennt man auch „Fluke", verabschieden. Ja, das ist wirklich ein wundervoller Anblick.

Und dann denkt man, das wäre jetzt gerade, in diesem Augenblick, die perfekte Stelle für so einen Wal, um mal aufzutauchen. Aber so lange und intensiv ich auch geguckt habe, es hat sich keiner blicken lassen. Nur zwei dämliche Möwen zogen neben dem Schiff übers Wasser. „Pah", hab ich gedacht, „Möwen gibt's haufenweise, wer braucht die schon!", und habe weiter nach Walen Ausschau gehalten.

Als aber einfach kein Wal auftauchen wollte, habe ich doch die Möwen beobachtet. Und mir kam ein Gedanke: Wo sind die wohl gerade hergekommen? Möwen sind Küstenbewohner und meistens nur in der Nähe von Land unterwegs. Aber hier war weit und breit keins zu sehen. Die werden doch wohl nicht auf gut Glück so weit auf den Ozean hinausgeflogen sein, in der Hoffnung, es käme gerade günstig ein Schiff zum Ausruhen vorbei? Sozusagen eine schwimmende Parkbank? Oder eher ein Parkboot? Aber da waren sie nun, nicht zu übersehen, die zwei Möwen. Und sie schienen mit dem Schiff auch ganz vertraut zu sein. Ab und an flogen sie hinauf zum Schornstein und blieben da eine Weile. Vermutlich, um sich dort die kühlen Füße zu wärmen.

Und je länger ich die beiden beobachtete, umso merkwürdiger fand ich ihren Aufenthalt an Bord. Ich bin kein Vogelkundler, ich weiß nicht so viel über diese Tiere. Vielleicht ist es ganz normal, dass Möwen sich furchtbar viele Seemeilen entfernt vom Festland herumtreiben? Ich hatte nur noch nie davon gehört. Aber, dachte ich, vielleicht sind die zwei ja auch wirklich ganz besondere Möwen? Solche, die es sonst nirgendwo gibt? Weltenbummlermöwen? Ausnahmemöwen? Solche, die von anderen Gegenden, anderen Möglichkeiten, von dem Unvorstellbaren träumen? Von da an suchte ich sie jedes Mal, wenn ich an Deck war, und freute mich, wenn ich sie sah. Sie blieben die ganze Reise über auf dem Schiff, und obwohl ich sonst für Möwen gar nicht so viel übrig hatte, wuchsen sie mir in ihrer Andersartigkeit richtig ans Herz.

Ich taufte die beiden meine „Bordmöwen" und überlegte, ob sie sich wohl tatsächlich in jedem Hafen ein hübsches Schiff aussuchten, mit dem sie dann auf Weltreise gingen. Die Vorstellung hat mir gefallen.

Das Baumkrokodil
. . . .
(Selbstbewusstsein, Selbstsicherheit, Mut, Perspektivwechsel, Höhenangst – Gruppe 1 und 2)

Es war einmal ein kleines Krokodil namens Konrad. Das lebte mit seinen Eltern, Großeltern, Tanten und Onkeln, Geschwistern, Cousins und Cousinen in einer kleinen Bucht am Meer. Dies Bucht lag an einer Insel, in deren Mitte ein großer Berg stand. Und an den Hängen, entlang des Berges, zog sich ein uralter Urwald mit mächtigen Bäumen, langen Lianen und dichtem Buschwerk bis hinunter an die Bucht, wo die Krokodile zu Hause waren. Das war recht praktisch, denn so fanden sie unter den Büschen am Strand herrlichen Unterschlupf. Für frisches Wasser war auch gesorgt, denn ein kleiner Bach plätscherte munter zwischen den Bäumen. Es war alles sehr ruhig und heimelig, und die Krokodile fühlten sich sauwohl – wenn man das so sagen darf. Alle, bis auf Konrad. Natürlich, auch er liebte die schattigen Plätze unter den Büschen, den sonnigen Strand, die Felsen, auf denen er sich den Bauch kratzen konnte, und den warmen Sand, aber es störte ihn, dass er so gar nichts weiter entdecken konnte. Die Bucht war eben, neben all ihrer Gemütlichkeit, auch ziemlich abgeschirmt und einsam. Und Konrad war sehr, sehr neugierig. Sagte jedenfalls sein Vater. Seine Mutter meinte, er wäre wissbegierig, und Oma sagte, nun, er sei halt ein vorwitziger kleiner Kerl.

Wie auch immer, Konrad stellte jedenfalls allen und jedem, der das Pech hatte, ihm über den Weg zu laufen, unentwegt merkwürdige Fragen: „Woher kommt das Wasser aus dem Bach? Was liegt hinter dem Berg? Wo leben die Vögel, die immer so viel Krach machen? Gibt es woanders noch mehr Krokodile? Sind die alle so grün wie wir? Warum hat das Wasser manchmal so weiße Spitzen?", und so weiter und so weiter. Als Konrad noch kleiner war, störte das die anderen nicht, aber je länger und größer er wurde, umso länger und größer wurden auch seine Fragen.

„Oh, hör auf zu wachsen", sagte seine ältere Schwester manchmal entnervt. Und natürlich hörte Konrad nicht auf zu wachsen, und seine Neugier und sein Interesse an der Welt um ihn herum wuchsen kräftig mit.

Eines Tages, Konrad lag entspannt in der Sonne, das kleine Krokodilmaul zum Kühlen von Körper und Gehirn geöffnet, blinzelte er in den Himmel und beobachtete die Vögel. „Wie wäre es wohl", dachte er, „wie ein Vogel hoch oben über dem Strand fliegen zu können? Ob ich da sehen könnte, wie es auf der anderen Seite des Berges aussieht?" Und während er so dalag und seine Gedanken schon oben im Himmel herumkreisten, kam ihm eine verrückte Idee: Er konnte zwar nicht fliegen, aber wenn er es ein Stück weit den großen Baum hinaufschaffte, würde er auf jeden Fall mehr sehen können als von hier unten. Zur großen Erheiterung seiner gesamten Familie versuchte Konrad in den nächsten Tagen, den Baum zu erklimmen. Nun sind Krokodile zwar fantastische Schwimmer und können an Land sogar schneller rennen als der schnellste Medaillenschnellläufer, aber fürs Klettern sind sie nun wahrlich nicht geschaffen! Nach einigen fruchtlosen und recht blamablen Versuchen, unter schadenfrohem Gekicher und belustigten guten Ratschlägen seiner Freunde, verloren diese das Interesse an dem Spektakel und Konrad langsam den Mut.

Am Abend eines solchen erfolglosen Tages beobachtete er, erschöpft von der vielen Anstrengung, eine kleine Eidechse. Diese huschte vor ihm durch den Sand und dann, hast du nicht gesehen, blitzschnell den Baum hinauf. „Die sieht ja so ähnlich aus wie ich", dachte Konrad, „vielleicht kann ich mir von ihr was abgucken?" Und so beobachtete er in den nächsten Tagen und Wochen die Eidechsen und machte jede ihrer Bewegungen in Gedanken nach. Vor allem dann, wenn sie in den Bäumen herumkletterten, stellte er sich vor, wie er das machen würde: Welches Bein zuerst, welche Muskeln brauchte er, wohin mit dem Kopf, und was macht der Schwanz in der Zeit?

Und dann, an einem besonderen Abend, die Sonne ging gerade unter und unser kleines Krokodil war mal wieder bei seinem Beobachtungsprogramm, fingen seine Muskeln ganz von selbst an zu zucken, und ohne nachzudenken, begann Konrad, wie die Eidechsen vor ihm, auf den dicken, alten Baum zu klettern. Er dachte nicht nach, er kletterte einfach, und sein Körper tat genau das, was er sich mit dem Kopf die ganze Zeit schon vorgestellt hatte. Zu seiner grenzenlosen Freude und großen Überraschung schaffte er es tatsächlich den Baum hinauf. Sicher, seine Bewegungen sahen nicht so leichtfüßig aus wie die der Eidechsen, er rutschte auch mal ein kleines Stück zurück, aber er gab nicht auf, und irgendwann saß er sicher und gemütlich in einer Astgabel und schaute um sich. Er schaute und schaute und schaute. Er konnte weit gucken, so weit, viel weiter, als er sich das vorgestellt hatte. So klein war seine Bucht? Vom Strand aus wirkte sie viel größer. Aber da, um diese Felsen herum, um die die Krokodile noch nie herumgekommen waren, da war ja noch eine Bucht! Und das Meer war so groß und so weit. Und da und da und dort drüben ... Das kleine Krokodil konnte sich nicht sattsehen, und es kam nur sehr unwillig vom Baum herunter, als es dunkel wurde. Runter, das kann ich dir sagen, war viel leichter als rauf, denn das letzte Stückchen ließ es sich einfach fallen. Da gab es zwar ein paar blaue – oder eher grüne! – Flecken, aber das war Konrad natürlich völlig egal.

Als er den anderen von seiner Leistung und seinen Beobachtungen erzählte, taten die das nur mit einem Schulterzucken ab. „Na und", sagten sie, „was hast du davon? Krokodile gehören nicht auf Bäume, das ist doch alles völliger Blödsinn und unnatürlich. Uns reicht es zu wissen, wo es was zum Fressen gibt, wo wir spielen können und wo ein guter und sicherer Schlafplatz ist. Und das, Konrad, das wissen wir bereits."

Konrad aber ließ sich nicht entmutigen und stieg von da an jeden Tag auf seinen Baum, machte es sich gemütlich und blickte tagein, tagaus über die Welt. Er sah viel, und weil er ein sehr schlaues Krokodil war, lernte er noch mehr. Und so kam es, dass seine Familie und seine Freunde mit der Zeit begannen, ihn um Rat zu fragen, denn für sein Alter war das kleine Krokodil schon ziemlich weise geworden. Das hing natürlich nicht nur mit den Dingen zusammen, die er sehen konnte, sondern auch damit, dass er sich in Ruhe auf seinem Baum über all das Gesehene Gedanken machte. Zwar konnte er nicht alle Fragen beantworten, aber es war schon seltsam, denn jetzt, wo die Gruppe einen Ratgeber in ihrer Mitte hatte, stellten immer mehr Krokodile im Laufe der Zeit immer mehr Fragen. Man konnte beobachten, dass die ganze Kolonie immer wissbegieriger und schlauer wurde. Und selbst als Konrad endgültig zu groß und zu schwer für die Kletterei geworden war, war der Satz „Geh und frag das Baumkrokodil" über viele Krokodilgenerationen in der Bucht hinweg immer wieder zu hören.

Wut und andere Wichtel

Der Geysir

··

(Wut, Enttäuschung, Aggression, Impulskontrolle –
Gruppe 2 und 3)

„Ich könnte platzen, das macht mich so sauer, ich koche vor Wut.
Ich fühle mich wie einer der Geysire, wie es sie in Island gibt.
Oder im Yosemite-Nationalpark in den Vereinigten Staaten. Kurz
vorm Hochgehen." Mirko schäumte tatsächlich vor Wut. Nicht
nur seine Worte, auch seine Gesten waren gewaltig, und es dauerte eine Weile, bis sein Patenonkel antwortete:

„Ja, ich glaube, ich weiß, was du meinst. So ein Geysir ist ja auch
ein tolles Naturschauspiel. Da kocht und brodelt und blubbert er
eine ganze Weile vor sich hin. Spuckt mal ein bisschen, spritzt
ein wenig heißes Wasser und heiße Luft in der Gegend herum,
und dann, gerade wenn man denkt, das war es jetzt, sammelt er
seine ganze Kraft und steigt fauchend und zischend nach oben.
Alle Zuschauer erschrecken sich, knipsen dann wie blöd, weil sie
wissen, die Show dauert nur kurz, und ziehen weiter. Der Geysir
gibt noch ein oder zwei kleine Zuckungen von sich, und schon ist
der Spuk vorbei. In welchem Stadium bist du denn gerade?"

Mirko überlegte eine Weile, sprang überraschend auf, warf die
Arme in die Luft und ließ sich nach einigen Sekunden wieder zurück auf seinen Stuhl sinken. Er grinste seinen Patenonkel an und
sagte fröhlich: „Vorbei."

Das Kriegsbeil verstecken

(Trauma, Ängste, Wut – Gruppe 1, 2 und 3)

Nach einer langen Stammesfehde beschließen die Ältesten, das Kriegsbeil wieder zu begraben. Nur der Medizinmann ist dagegen. Er schlägt vor, es den Kindern zu geben. Erstaunt fragen ihn die anderen, warum.

Er blickt nachdenklich in die Runde und sagt dann leise, wie zu sich selbst: „Nun, sie werden eine Weile damit spielen, bis sie es nicht mehr brauchen. Und dann werden sie es wegwerfen. Irgendwohin."

Der gelassene Drache

(Wut, Unbeherrschtheit, Unsicherheit, Verhaltensauffälligkeit – Gruppe 1 und 2)

Vor langer Zeit und vielen Jahren lebte einst ein kleiner Drache in einem alten Berg. Genau genommen lebte er in einer großen Höhle in einem alten Berg, und in dieser Höhle fühlte sich der kleine Drache sehr wohl. Er hatte Platz zum Spielen und Toben, es gab Nischen und Ecken, in denen er Vorräte lagern konnte, und da unser Drache ein ungewöhnlicher Drache war – er lebte nämlich ausschließlich von Früchten, Nüssen, Blättern und Gras –, kamen ihm diese Ecken gerade recht. Da die Höhle nach oben offen war, konnte er am Tag die Sonne und in der Nacht die vielen hellen Sterne am Himmel beobachten. Er hatte also alles, was man als Drache so braucht – nur Gesellschaft, die hatte er keine. Am Anfang störte ihn das auch nicht so sehr, und immer, wenn ihm doch ein wenig langweilig wurde, übte er sich im Feuerspeien. Wer ein rechter Drache werden will, der muss schließlich ordentlich Feuer spucken und alle Menschen und Tiere erschrecken können.

Mit der Zeit, als der kleine Drache zu einem großen Drachen heranwuchs, wurde sein Feuergespucke so gewaltig, dass er es mit

Leichtigkeit schaffte, einen großen Feuerstrahl durch das Dach der Höhle nach draußen zu schicken. Sein Feuer war von weit her zu sehen, und je älter und kräftiger er wurde, umso mächtiger wurde sein Feuer. Und umso mehr Angst bekamen alle vor ihm.

Nach ein paar Jahren – und ein paar Jahre sind in einem Drachenleben ungefähr wie ein paar Wochen in einem Menschenleben –, nach ein paar Jahren also wurde es unserem Drachen nun doch zunehmend langweilig. Seine Höhle war nach wie vor gemütlich, aber er musste nicht mehr so viel Feuerspucken üben, und die Sonne und die Sterne an seinem Höhlenhimmel veränderten sich auch nicht. Ab und zu machte er Ausflüge in die Umgebung, aber während er früher, als er noch jünger war, immer wieder Tiere getroffen hatte, mit denen er sich unterhalten konnte, schien die Gegend, in der er lebte, inzwischen sehr verlassen zu sein. Wann immer er durch die Wälder streifte, sah er niemanden. Zwar hörte er immer wieder mal ein Rascheln im Gebüsch oder ein Vogelgezwitscher, aber wenn er nachschaute, war da niemand.

Mit der Zeit wurde der Drache daher immer missmutiger, seine Feuersäulen wurden mächtiger und höher und erschienen öfter, je mehr er seine gute Laune verlor. Und je einsamer er wurde, umso mehr begann er sich über die geringsten Kleinigkeiten zu ärgern. Er spie immer öfter Feuer, und die Gegend um seinen Berg herum schien immer mehr von jeglichem Leben verlassen zu sein.

Eines Tages, als der Drache mal wieder miesepetrig draußen herumstrolchte, lief ihm aber doch tatsächlich jemand über den Weg. Ein kleiner Hase hoppelte erschrocken vor ihm davon und verschwand so schnell hinter einem Busch, dass der Drache dachte, er habe sich den Kleinen nur eingebildet. Verwundert legte er sich auf den Waldboden, ringelte seinen langen Schwanz um sich, legte die Drachenschnauze auf die Schwanzspitze und überlegte, ob er denn nun tatsächlich gesehen hatte, was er geglaubt hatte zu sehen. Ein Hase? Ein kleiner Hase? Mit weißen Puschelohren und Stummelschwänzchen? Und hatte er wirklich ein hellgrünes Fell gehabt? Während er noch so darüber nachdachte, raschelte es vor ihm im Gebüsch, und der kleine Hase lugte vorsichtig unter einem großen Blatt hervor.

Vor lauter Überraschung entfuhr dem Drachen ein kleiner

Feuerstoß, der aber ausreichte, den Busch vor ihm anzukokeln. Als sich der Rauch verzogen hatte, war von dem Häschen keine Spur mehr zu sehen, und obwohl der Drache noch eine ganze Weile dort liegen blieb, zeigte es sich auch nicht mehr.

Am nächsten Tag ging der Drache wieder in diese Gegend und hoffte, den Hasen zu finden. Vergebens. Er gab jedoch nicht auf, und ein paar Tage später traf er den kleinen Hasen tatsächlich aufs Neue. Der versteckte sich wieder hinter einem Busch, blieb dort aber sitzen und beobachtete den Drachen, der sich, wie beim letzten Mal, zusammenringelte und ruhig auf dem Weg liegen blieb. Er atmete auch ganz vorsichtig, damit ihm nicht wieder ein Feuerrülpser entwich, der den Hasen erschrecken könnte. So verbrachten die beiden eine lange Zeit schweigsam miteinander.

Als der Drache am darauffolgenden Tag wiederkam, wartete das Häschen schon auf ihn. Wieder machten sie es sich gemütlich, der Drache auf dem Weg, der Hase unter dem Gebüsch. Und dann, nach einer Weile, fingen sie an, miteinander zu reden. Vorsichtig zuerst, aber mit der Zeit erzählten sie sich immer mehr voneinander, von ihrem Leben und ihren Gedanken. So erfuhr der Drache, dass der Wald rund um seine Höhle gar nicht leer, sondern im Gegenteil ziemlich bevölkert war. Die unterschiedlichsten Tiere lebten hier, von kleinen Buntwürmern über Heckenhasen bis hin zu den scheuen Raurehen. „Aber warum sehe ich die nie, wenn ich hier draußen bin?", fragte der Drache da verwundert.

„Weil alle Angst vor dir haben", antwortete da der kleine Heckenhase. „Wenn du durch den Wald streifst, schaust du so grimmig drein, und wenn du in deinem Berg hockst, kommen immer so riesige Feuersäulen aus dem Loch oben, da verstecken sich alle."

„Aber das hat doch mit euch Waldbewohnern nichts zu tun! Das hängt doch nur mit meiner schlechten Laune zusammen. Wenn ich ehrlich bin, ärgere ich mich meistens mehr über mich selbst als über irgendetwas anderes. Und dann habe ich niemanden, mit dem ich reden kann und der mir hilft, meine schlechte Laune wegzulachen."

„Also, jetzt, wo ich dich kenne, helfe ich dir gern beim Weglachen. Und wenn du dann nicht mehr so viel Feuer spucken musst und auch mal freundlich guckst, wenn du unterwegs bist, finden sich bestimmt noch viel mehr von uns Waldbewohnern, die dich kennenlernen und mit dir lachen wollen."

Und genau so geschah es. Mit der Hilfe des kleinen Heckenhasen wurde der wütende Drache zu einem gelassenen Drachen. Er gewann immer mehr Freunde, mit denen er spielen, erzählen und lachen konnte. Und er spuckte nur noch dann Feuer, wenn sie ihn darum baten. Das taten die Tiere manchmal, am liebsten am Abend und in der Nacht, weil es da so besonders schön aussah.

Katzenkrallen
(Verletzungen, Freundschaft – Gruppe 1)

Lisa kam weinend aus dem Kindergarten nach Hause. Sie war ganz aufgewühlt, ihr Lieblingskleid hatte dicke, fette Schmutzflecken, und eine Tränenspur zog sich über ihre Wange hin, die ihre vielen fröhlichen Sommersprossen ganz verwaschen aussehen ließ.

Sie warf sich ihrer Mutter schluchzend in die Arme und erzählte, dass ihr bester Freund Tom sie furchtbar geärgert habe. „Wir waren draußen in der Sandkiste und haben gespielt, und auf einmal hat er mich ganz doll geschubst", schniefte sie, „dabei habe ich ihm gar nichts getan."

Sie kuschelte sich tiefer in die liebevolle Umarmung, zog die Nase hoch und murmelte: „Warum macht er das? Wir sind doch Freunde, und Freunden tut man doch nicht weh, oder?"

Die Mutter wiegte sie ein Weilchen ganz sacht hin und her und sagte dann ruhig: „Weißt du, meine Kleine, wenn ich morgens auf der Terrasse sitze und so zum Wachwerden in den Garten gucke, kommt häufig unsere Katze und springt mir auf den Schoß. Da rollt sie sich dann zusammen, ungefähr so wie du gerade, und schnurrt. Und dann beginnt sie, mich mit ihren Vorderpfoten abwechselnd zu treten. Je mehr sie tritt und immer lauter schnurrt, umso mehr fährt sie ihre Krallen dabei aus und verhakt diese immer tiefer in meinen Bademantel. Der sieht schon ganz ramponiert aus. Manchmal bedeckt sie auch meine Hand mit einer Pfote und krallt sich im Rhythmus ihres Schnurrens in meine Haut. In der Regel ist sie dabei sehr vorsichtig, aber je lauter sie schnurrt und je größer ihr Behagen wird, umso fester gräbt sie die Krallen ein, und das tut dann schon mal ein bisschen weh."

„Aber warum setzt du sie nicht wieder runter, wenn sie dir doch wehtut?" Lisa sah ihre Mutter erstaunt an.

„Dieses Treten nennt man ‚Milchtritt'. Das machen die Katzenbabys bei ihren Müttern, damit die viel Milch zum Trinken geben. Für mich ist das ein Zeichen, dass sie sich bei mir wohlfühlt. Ein Liebesbeweis sozusagen. Sie versucht zwar, ganz vorsichtig zu sein, aber sie muss nicht so doll aufpassen, weil sie weiß, dass ihr bei mir nichts passieren kann, verstehst du? Die kleinen Kratzer und der zerrupfte Bademantel sind mir nicht so wichtig wie die Tatsache, dass sie mir auf diese Art ihre Liebe und Zugehörigkeit zeigt."

Am Nachmittag kuschelte Lisa mit ihrer Katze. Sie kraulte ihr den Bauch und flüsterte ihr zu: „Du kannst mich ruhig auch mal milchtreten. Ist nicht schlimm, wenn das ein bisschen wehtut, ich weiß ja, dass du mich liebhast."

Und wer weiß schon, ob sie dabei nicht auch ein wenig an ihren Freund dachte.

3 Trance

Der Tanz der Trancen oder: Wir hypnotisieren uns durch unseren Alltag

In Kapitel 2 haben wir ja bereits ein wenig über Hypnose, deren Entstehung und Wirkungsweisen gelernt. Und auch, dass eine Trance nichts anderes als eine Fokussierung unserer Aufmerksamkeit ist. Das passiert manchmal willentlich und, sehr viel häufiger, ganz unwillkürlich. Zum Beispiel, wenn man gedankenversunken an der geplanten Autobahnausfahrt vorbeifährt oder einen Zeitungsartikel dreimal lesen muss, weil man zwischendurch an den anstehenden Großeinkauf, die nächste Klassenarbeit der Kinder oder die Urlaubsplanung gedacht hat. Solche „Minitrancen" begleiten uns täglich, wir betrachten sie in den meisten Fällen einfach als eine Ablenkung. Nicht selten handelt es sich dabei jedoch um trancehafte Momente, in denen wir mit unseren inneren Sinnen so sehr von einem Bild, einem Ereignis oder einem imaginierten oder erinnerten Gespräch in den Bann gezogen werden, dass wir die Welt um uns herum vergessen. Zum Glück funktionieren viele Dinge unbewusst: Wir schalten einen Gang höher, bremsen bei roten Ampeln oder schaukeln den Kinderwagen, ohne darüber nachdenken zu müssen. Ein hypnotischer Zustand ist im Grunde für uns der normalste der Welt, was den Begründer und ärztlichen Direktor des sysTelios Gesundheitszentrums, Gunther Schmidt, mal während eines Vortrages zu der Aussage verleitete, dass „wir uns im Grunde permanent durch unseren Tag hypnotisieren".

Was passiert in einer Trance?

Zunächst einmal ist es wichtig zu verstehen, dass Tranceerleben nicht gleichzusetzen ist mit einem willenlosen, schlafähnlichen Zustand. Forscher haben zwar festgestellt, dass unter Hypnose die Körperaktivität oft eingeschränkt ist, aber das hat nichts mit Schlafen zu tun. Vielmehr ist lediglich der Informationsweg zwischen den Neuronen, die für die Bewegung zuständig sind, und der Empfangsstelle der Information an den Muskeln eingeschränkt. Außerdem konnten sie zeigen, dass eine Hirnregion der (Precuneus), die für unsere Aufmerksamkeit und unser Selbstbewusstsein zuständig ist, unter Hypnose besonders aktiv ist. Dies spricht für die Wirksamkeit von Suggestionen und inneren Bildern während einer Trance. Durch erhöhte Aufmerksamkeit fällt es leichter, sich auf das Gewünschte zu konzentrieren und neue Lösungswege zu finden. (Heinemann 2009)

Die Kombination von Unterbrechung in den motorischen Ausführungszellen und der Erhöhung der Aufmerksamkeit befähigt das Gehirn, sich sozusagen aktiv ganz auf sich zu besinnen und störende Einwirkungen von außen auszublenden.

Der britische Psychologe John Gruzelier vom Goldsmiths College der University of London beobachtete bei EEG-Messungen, dass sich bei in Trance befindlichen Probanden eine Verringerung der neuronalen Aktivität im linken Stirnlappen des Gehirns zeigte. Das ist der Teil, der unter anderem für das Sprachzentrum und die Planungskompetenz zuständig ist. Manche Psychologen glauben, dass in diesem Areal das Ich-Bewusstsein zu Hause ist. In der rechten Hirnhälfte, der man eher kreative Prozesse und die Fähigkeit, sich etwas bildhaft vorstellen zu können, zuschreibt, war im Gegensatz jedoch eine deutlich erhöhte Aktivität der Nervenzellen zu erkennen. Das könnte einer der Gründe dafür sein, dass man während einer Hypnose (oder Trance) so empfänglich für Suggestionen und Bilder aus der inneren Vorstellungswelt ist (Braun 2011).

Und noch etwas konnten die Wissenschaftler mit bildgebenden Verfahren deutlich machen. Bei einem schmerzhaften Reiz werden im Gehirn bis zu 22 verschiedene Areale aktiviert. Und je besser die miteinander in Resonanz sind, umso stärker empfinden wir die Schmerzen. Bei hypnotisierten Probanden wurde jedoch zusätzlich noch ein anderer Bereich im Gehirn aktiviert, und je mehr das geschah, umso schwieriger wurde es für die Schmerzzentren, ihre Resonanz aufrechtzuerhalten. Sie gerieten aus dem Takt, und der Schmerz wurde sehr viel weniger wahrgenommen. Das heißt also für die praktische Arbeit: Wenn es gelingt, diesen „Schmerzreigen" durch Aktivierung anderer Erlebnismuster zu durchbrechen, können wir Schmerzreduktion auch ohne Medikamente erreichen (scinexx 2016).

Wie sag ich's meinem Kinde?

Aufgrund meiner Erfahrungen bei und mit den verschiedenen ärztlichen Eingriffen bei meiner Tochter möchte ich Ihnen, liebe Leserin, einige Informationen über die möglichen Auswirkungen von bestimmten Äußerungen besonderer Autoritätspersonen nicht vorenthalten. Das Thema gewinnt seit einigen Jahren immer mehr an Bedeutung.

Natürlich ist es nicht so, dass jede Bemerkung an andere oder an uns selbst vom Unbewussten als Handlungsanweisung verstanden und umgesetzt würde. Das wäre ziemlich chaotisch und unpraktisch! Nein, unser Unbewusstes ordnet die eingehende Flut von Informationen und Suggestionen nach bestimmten Mustern und Kriterien. Manche setzt es um, manche ignoriert es und manche verwahrt es für später. Häufig ist entscheidend, wie viel fachliche Kompetenz wir dem Gegenüber zugestehen. So werden Äußerungen von Autoritätspersonen wie Lehrern, Ärztinnen oder Psychologen oft durchschlagenden Erfolg erzielen. Was wünschenswert sein kann oder auch nicht.

Das gilt natürlich in besonderem Maße für Eltern und Kinder. Zum Glück wird eben nicht jedes hingeworfene Wort von Mama, Papa oder den Großeltern von den Kindern als prägend und beeinflussend aufgenommen. Andererseits wissen wir als Eltern auch nie, welche unserer Sätze oder Handlungen nachhaltigen Einfluss auf unseren Nachwuchs haben werden. Vielleicht kann man als Faustregel sagen, dass Bemerkungen, die aus der Tiefe des elterlichen Gefühlslebens entspringen, am ehesten Zugang zum Unbewussten finden. So kann ein aus berechtigter Sorge geäußerter Satz wie „Pass auf, fahr nicht zu dicht an die Bordsteinkante", der an das Radfahren lernende Kind gerichtet ist, genau das Gegenteil bewirken, weil das kindliche Unbewusste sich auf die genannte Bordsteinkante fokussiert, die das Fahrrad dann wie magisch anzieht. Bevor ich mich mit dem Thema beschäftigt hatte, habe ich meinen Kindern vor Klassenarbeiten gern mit einem liebevollen Gutenachtkuss die nicht minder liebevoll gemeinte Aufmunterung „Du musst keine Angst vor der Arbeit haben" mit ins Bett und auf die Traumreise gegeben. Kein Wunder, dass sie oft schlecht geschlafen haben …

Die gewünschte Wirkung der Geschichten im Buch kann womöglich durch das Voranstellen einer kurzen Tranceeinleitung etwas verstärkt werden. Sozusagen als Vorbereitung für unser Unbewusstes, dass nun etwas Spannendes kommt, dem es doch bitte Aufmerksamkeit schenken möge. Sie finden hier daher jeweils ein Beispiel für eine Tranceeinleitung und eine Tranceausleitung. Weiterhin habe ich die mit meiner Tochter erprobten Interventionen eingefügt. Sie können diese je nach Bedarf und persönlichen Lebensumständen abändern, kürzen oder ergänzen. Wenn also zum Beispiel von unserer Katze die Rede ist, können Sie ein eigenes Haustier nennen oder ein Lieblingskuscheltier. Es kann passieren, dass Geräusche von außen (Rufe, Türengeklapper, Flugzeuge oder ein Tatütata) in eine Tranceerzählung eindringen. Am besten ist es dann, diese aufzugreifen und mit einem „Dies Geräusch, das du gerade hörst, hilft dir dabei, womöglich noch besser zu entspannen" in Ihre Erzählung einzubauen.

In meinen Tranceinduktionen finden sich zwei wichtige Elemente, die in meinen Augen bei jeder Hypnose erwähnt werden sollten. Der Gruß an das Unbewusste enthält zum einen die Versicherung, dass es während der Geschichte eigenständig entscheiden darf, was hilfreich ist und was nicht. Zum anderen enthält er die Erlaubnis, verweigern zu dürfen, bestimmte Erinnerungsareale zu betreten. (Dies kann als Schutzschild gegen eine unbeabsichtigte, mögliche Retraumatisierung dienen.) Handelt es sich um Gegebenheiten, in denen auch andere Menschen (wie zum Beispiel Ärzte, Krankenschwestern) während der Trance oder auch später anwesend sind, sollte eine Bemerkung dazu, etwa „Alles, was du hörst, ist als hilfreicher Hinweis zu verstehen und dient einer guten Heilung", eingestreut werden, um eine unerwünschte Wirkung von unachtsam geäußerten Worten zu vermeiden.

Wenn Sie dann noch langsam, mit ruhiger, leiser Stimme sprechen, sich Zeit lassen, beobachten und ab und an kurz innehalten, dann steht einem entspannten Vorlesemoment nichts mehr entgegen.

Beispiel für eine Tranceeinführung

Während du hier wohlig und gemütlich mit dir selber bist (in deinem Bett liegst, auf dem Sofa kuschelst), kannst du, wenn du magst, meiner Stimme lauschen … ich möchte dir gern eine Geschichte erzählen … … … und bevor ich anfange, sehe ich gerade, dass deine Augen blinzeln … vielleicht werden deine Augenlider ein wenig schwer … du kannst versuchen, die Augen ganz offen zu halten … das ist ganz okay … und wenn du sie für einen kurzen Moment schließen möchtest, ist das auch ganz okay … kurz oder lang … das ist ganz okay … und während deine Augen vielleicht noch überlegen, ob sie auf oder zu sein wollen, so ganz zu … und wer weiß, vielleicht will das rechte schon zu sein und das linke noch ein bisschen blinzeln … oder andersherum … können deine Ohren mal zuschauen und nach Geräuschen lauschen … die kommen und wieder gehen … gehen … weit weg gehen … und jedes Geräusch, das du hörst, lädt dich dazu ein, noch ruhiger und gemütlicher hier zu sein … bei mir … sicher und geborgen … ganz tief geborgen … und richte deinem Unbewussten einen lieben Gruß aus, es darf ganz sicher sein, dass wir nur Orte besuchen werden, zu denen es uns Zugang gewährt … die sicher und gut sind … … … und ich weiß nicht, ob du es jetzt oder später oder vielleicht schon vorher bemerken kannst, wie du ruhig atmest, deine Muskeln sich entspannen … locker und leicht werden … die meisten Muskeln entspannen sich schon, bevor du es bemerken kannst … und mit jedem Atemzug kannst du die Entspannung tiefer und tiefer werden lassen … und doch auch kurz wieder auftauchen und bemerken, wie du hier ruhig liegst … neben mir … sicher und geborgen … um dann wieder abzutauchen. Wie ein Delfin, der, wenn er will, an die Oberfläche kommt, um dann sanft in die freundliche Tiefe hinabzugleiten … auf und ab … und so kannst du es auch tun, in deinem Tempo, gerade, wie es gut ist für dich … und meiner Stimme lauschen … … … ich möchte dir gern eine Geschichte erzählen …

Beispiel für eine Tranceausleitung

Du kannst nun diese Geschichte in aller Ruhe auf dich wirken lassen … und du kannst sicher sein, dass dein Unbewusstes alles, was richtig für dich ist, aufgenommen hat … und umsetzen wird … … … du kannst diesen Augenblick jetzt genießen … und alle hilfreichen Veränderungen ganz von selbst geschehen lassen … und alles, was jetzt begonnen wurde, kann sich weiter fortsetzen, vielleicht in deinen Nachtträumen … oder auch in den Tagträumen, in den kleinen Momenten am Tag, wo du nicht genau weißt, ob du wach bist oder ein wenig döst … … … du kannst jetzt für diesen Moment alles abschließen in dem Wissen, dass dein Unbewusstes und dein Körper weiterarbeiten werden an der Auflösung … … … und dann, in deiner eigenen Geschwindigkeit … in einem für dich guten Tempo … wieder wach werden … und meine Stimme immer deutlicher hören … die Geräusche hier im Raum oder außerhalb wahrnehmen … du kannst zwei bis drei tiefe Atemzüge nehmen und in den Wachmodus wechseln … die Augen öffnen … und lächeln.

Tranceinduktionen für einen medizinischen Eingriff

Neben dem Text der Induktion geht es auch um die Zuwendung, die ein Kind verspürt, und um das Vertrauen, das es hat. Dazu kommt sicher auch das gute Gefühl, selbstwirksam für sich sein und gut für sich sorgen zu können.

Sie können die Texte auch auf ein Aufnahmegerät sprechen und sie demjenigen einige Tage vor dem konkreten Anlass zum Einschlafen oder während des Eingriffs vorspielen.

Vorbereitung auf den Eingriff
(am Beispiel Weisheitszähne)

Ich lade dich ein, dich wohl und entspannt zu fühlen, während ich dir jetzt etwas erzähle. Vielleicht weißt du ja auch schon aus eigener Erfahrung, dass alles weniger wehtut, wenn du dich entspannst oder deine Aufmerksamkeit auf etwas anderes lenkst. Du kennst auch das angenehme Gefühl von Wärme, das sich auf deiner Haut ausbreitet, wenn du in der Sonne an einem schönen Ort liegst, oder die Entspannung in den Muskeln, wenn du dich in der Sauna ausruhst oder in der warmen Badewanne liegst … und jetzt hast du Zeit, an solch angenehme Dinge und Situationen zu denken … du kannst deine Gedanken wandern lassen … mir zuhören oder auch nicht … Dein Unbewusstes kann meiner Stimme lauschen, und alle anderen Geräusche vertiefen die Ruhe, die Entspannung und die Wohligkeit, die dich vielleicht jetzt schon oder in zwei Minuten oder ich weiß es auch nicht gleich durchfluten.

In der Zwischenzeit will ich dir ein paar interessante Dinge erzählen, die dir helfen können. Du weißt bestimmt, wie es sich anfühlt, wenn du im Fernsehen deine Lieblingssendung siehst, du richtest deine ganze Aufmerksamkeit auf den Film und schaltest alles andere um dich herum aus. Manchmal hast du vielleicht sogar das Gefühl, du wärst in der Sendung … so sehr vergisst du alles andere. Und es ist deine Wahl, das zu tun. Du kannst dich auf das

Unangenehme konzentrieren oder auf das Schöne, das dir guttut und dich interessiert. Je mehr des Letzteren, umso weniger stört dich das andere.

Und während du dich vielleicht ganz unbewusst oder vielleicht auch bewusst auf etwas für dich Schönes und Angenehmes konzentrierst, möchte ich dich einladen, dich immer weiter zu entspannen ... und wer weiß, vielleicht kannst du feststellen, dass eine Stelle an deinem Körper nicht ganz entspannt ist, deine Hand vielleicht ... und wenn du magst, kannst du deine Aufmerksamkeit auf die vielen Empfindungen deiner Hand richten ... wie sie sich anfühlt, ob sie kribbelt oder ganz ruhig ist und ob sie sich eher schwer oder auch ganz luftig-leicht anfühlt ... und vielleicht kannst du eine leichte Veränderung spüren.

Welcher Teil fühlt sich am schwersten an? Ist es ein Finger? Das Handgelenk? Die Handfläche? Und wo fühlt es sich leichter, ganz leicht, am leichtesten an? Fast so, als ob es nach oben driften wollte? So leicht wie ein Luftballon, der sich nach oben hebt ... fängt dieses leichte, vielleicht kribbelige Gefühl in den Fingern an? Oder im Handrücken? Ist es wie kleine Luftbläschen in der Badewanne, die aufsteigen? Oder fühlt es sich steif an, fest, hart wie ein Stück Holz oder ein Eiszapfen? ... Vielleicht fühlst du ein leichtes Vibrieren ... nimm wahr, wo es sich am schwersten und damit am angenehmsten anfühlt ... und vielleicht spürst du immer mehr, wie der Handrücken, die Finger, die Hand taub werden, gefühllos, unempfindlich ... so verblüffend NEUTRAL ... und dieses Gefühl kann sich ausbreiten ... den Arm hinauf ... über deinen Nacken und hinunter durch deinen Hals ... ganz unempfindlich und entspannt, die Kopfmuskulatur, die Kiefermuskulatur lässt ganz locker, ganz entspannt, wie ein weiches, kuscheliges Stofftier, alles baumelt ganz locker und entspannt ... und die Heilung beginnt schon vor dem ersten Schritt – Schnitt ... und die Schmerzunempfindlichkeit endet mit der vollständigen Heilung.

Und wie in einem Haus, wo etwas repariert werden muss, ist es auch hier. Auch hier werden vorher alle Flüssigkeiten reduziert, abgesenkt, wo nötig Rohre geschlossen, sodass kein Wasser oder Blut die Reparatur stört, der Blutfluss gestoppt wird, wo und wenn er störend für die Heilung ist ... und danach werden die

Stellen, die repariert wurden, so lange, wie es nötig ist, noch einmal extra gespült oder abgedichtet, dein Körper tut ganz selbstverständlich von allein genau das, was gerade nötig, wichtig und richtig ist, um eine gute und genau richtig schnelle Heilung schon begonnen haben zu lassen ... und bis sie geheilt sind und dann alle Flüssigkeiten nach der Heilung wieder frei fließen können ...

Und genauso wie bei einer Reparatur eine gute Vorbereitung diese erleichtert, so ist es auch in diesem Fall ... wenn ein Gärtner zum Beispiel einen Johannisbeerbusch versetzen muss, dann fängt er am besten schon früh damit an, die Erde um den Busch herum etwas zu lockern, den Stamm leicht hin und her ... her und hin zu bewegen ... um das, was ihn da in der Erde festhält ... manche nennen das „Wurzel", aber es kann auch nur die Erde sein, die fest um ihn selbst herum sitzt ... und das ist ja auch eigentlich ganz egal ... durch das Hin und Her und die fortgesetzte leichte, kaum merkliche Bewegung kann sich der Busch wie von selbst aus seiner Verankerung herauslösen ... herausruckeln ... ein wenig Platz geschaffen ... befreit ... sodass der Gartendoktor ihn ganz leicht ... schnell und mit Leichtigkeit herauslösen können wird ... herausziehen ... weil die Verbindung mit der Umgebung schon im Vorfeld gelockert und gelöst wurde. Und interessanterweise betrifft das nur den Johannisbeerbusch ... die angrenzenden Gewächse sind fest und sicher in ihrer Halterung verankert geblieben ... und so könntest du dir auch vorstellen, dass deine Weisheitszähne sich langsam, wie von selbst, unmerklich, aber wirksam losruckeln ... sich vom sie umgebenden Zahnfleisch ablösen, frei machen ... sodass auch sie sich, wie der Johannisbeerbusch, leicht, einfach und schnell aus ihrer Umgebung lösen und entfernen lassen ... und das sie umgebende Zahnfleisch kann die körpereigenen Heilungskräfte bereits jetzt, in diesem Moment, nutzen, um mit der Heilung zu beginnen ...

Und jetzt und später kann alles, was du hörst und empfindest, ganz wie von selbst in etwas Hilfreiches, Heilendes, Gutes umgesetzt werden und für eine noch schnellere Heilung, als du jemals gedacht hättest, dass sie stattfinden wird und vielleicht schon längst begonnen hat, sorgen ... ...

Heilung setzt bereits während der Operation ein, und der Körper nutzt alle Selbstheilungskräfte ganz ohne dein Zutun, wie von selbst und automatisch … du kannst überrascht sein, wie leicht die Operation … und die bereits mit dem ersten Schritt – Schnitt einsetzende Heilung verläuft … und es kann sein … dass du … an jenem Tag nach deiner Operation, als du zurückschautest, und ich weiß nicht, wann das gewesen sein mag, als du zurückblicktest, angenehm überrascht bist … und verwundert … und mit großer Freude und Befriedigung darüber, wie gut und leicht und schnell dein Körper die gute und gesunde Heilung unterstützt und herbeigeführt hat … und wie alles einfacher ging, als du erwartet hattest … wie das Wohlbefinden, das du dir bereitet hast, wie es anhält und anhält und weiter anhält … ganz unabhängig davon, ob du gerade in einer Trance bist oder nicht … wie angenehm überrascht und verwundert du bist … als du zurückgeschaut hast, an jenem Tag nach deiner Operation … und ich weiß nicht, wann das sein wird … wie gut du alles für dich geordnet hast, wie hilfreich und heilsam dein Körper für dich ist … um wie viel leichter alles ging und geht … und an jenem Tag, nach deiner Operation … und du weißt nicht und ich auch nicht … wann das sein wird … ob Tage danach oder Stunden oder Minuten … danach … wenn du zurückschaust, so froh darüber, wie gut du dich gefühlt hast, als du aufgewacht bist am Tag deiner Operation, danach … in Erwartung der schnellen und einfachen und heilsamen Heilung … und wie schnell die Zeit vergangen zu sein schien, von dem Zeitpunkt, als du auf die Operation vorbereitet wurdest, wie schnell die Zeit vergangen zu sein schien … sodass du dem nicht einmal deine Aufmerksamkeit schenken musstest … keine Störung, nur Ruhe und Wohlbehagen und Entspannung durch jeden Atemzug in jeden Winkel deines Körpers … und alles, was du gehört hast und hören wirst und hörst, dient nur dazu … das Gefühl von Sicherheit und Wohlbehagen womöglich noch tiefer sein zu lassen … noch mehr und noch tiefer zu entspannen in diesem Gefühl von Sicherheit und Wohlbehagen … und jedes Geräusch ist nur ein weiteres Signal für zusätzliches Wohlbehagen … Sicherheit und Aufgehobensein … genauso wie jede Berührung ein Signal für liebevolle Fürsorge … Sicherheit und Wohlbehagen ist … Und ich weiß immer noch nicht, wann das sein wird … wenn du, an jenem

Tag nach deiner Operation, zurückgeschaut hast ... froh darüber, wie du es geschafft hast, in dir dieses Wohlbehagen immer wieder aufleben zu lassen, immer wieder und wieder, ohne überhaupt darüber nachdenken zu müssen ... und wie die Medikamente die Selbstheilungskräfte deines Körpers unterstützt haben ... genau richtig ... ohne jede Nebenwirkung, und wie sie genau richtig lange wirkten ... während du dahintreiben und -schweben und in ein noch tieferes Wohlbehagen hineinsinken kannst ... denn dein Körper weiß genau, wie das geht ... Heilung ...

Während des Eingriffs (am Beispiel Zähne, Mandeln)

Sicher kannst du dich an eine Situation erinnern, wo du entspannt warst und dich sehr wohlgefühlt hast ... vielleicht in deinem Bett, zwischen den gemütlichen Decken, mit einem Buch in der Hand, in das du ganz tief eingetaucht bist, oder auf dem Sofa, mit deinem Lieblingstier, das sich mit seinem weichen Fell ganz dicht an dich schmiegt ... wie du es streichelst und an dich kuschelst (hier können lebende Familientiere eingebaut werden, zum Beispiel das Schnurren einer Katze oder Mümmeln eines Kaninchens) ... und du kannst nun so viele ruhige, tiefe Atemzüge nehmen, wie du möchtest, während du dich an eine solche entspannende Situation erinnerst ... und zurückkehrst zu diesem dich wohlfühlenden, gemütlichen Moment ... den du früher schon oft erleben konntest ... und du kannst diese Erfahrungen genießen, ob allein oder mit anderen ... ob mit deinem Kuscheltier oder anderem ... ob zu Hause oder woanders ... es ist nicht wichtig für dich, genau zu wissen, wo du bist oder mit wem du bist ... du kannst dieses ruhige, entspannte und angenehme Gefühl einfach genießen und mit jedem Atemzug tiefer und tiefer und weiter und weiter in dieses angenehme Gefühl hineingleiten, ganz leicht und wie selbstverständlich ... und es ist nicht nötig, meiner Stimme genau zuzuhören, um diese gute Erfahrung in deinem Unbewussten zu entdecken ...

Und je mehr und je tiefer du diese schöne Erfahrung ganz bewusst unbewusst erlebst ... mit allen deinen Sinnen ... indem du das Angenehme fühlst, weiches Fell oder etwas anderes, was für dich schön und angenehm ist ... je mehr du in deine wohltuenden Erfahrungen tauchst ... umso weniger hat das, was gerade hier passiert, für dich irgendeine Bedeutung ... es wird dich nicht beeinflussen ... und du darfst ganz bei deinen entspannenden, gemütlichen eigenen inneren Wirklichkeiten bleiben ...

Und es kann sein, dass du dich ein bisschen darüber wunderst, dass dich weniger als gedacht ... so wenig ... so nichts kümmert ... du machst das genau richtig ... du bist sicher, komfortabel, sehr entspannt ... total entspannt ... dein Körper fühlt sich sicher und entspannt und arbeitet auf hilfreiche Weise ganz automatisch ... und du bist im Einklang mit deiner Entspannung ...

Und während du mit jedem Atemzug dich ein kleines, vielleicht bewusst kaum merkliches, aber unbewusst umso spürbareres Stückchen mehr entspannst, kann es sein, dass du Berührungen an deinem Gesicht, deinem Mund oder an anderen Stellen deines Körpers wahrnimmst ... und mit jeder dieser Berührungen verstärkt sich das Gefühl einer Betäubung ... am Anfang nur wenig und dann immer mehr ... immer tiefer ... immer weniger spürbar, was dich wo berührt ... ob es überhaupt etwas gibt, das dich berührt ... und wenn du etwas spürst, dann stell dir vor, wie es dafür sorgt, dass du immer weniger spürst ... die Betäubung zunimmt ... bis alles nur noch eine wohlige, entspannende Berührung oder vielleicht gar keine Berührung mehr ist ... und du bist ganz im Einklang mit deiner ruhigen Verfasstheit ... wie wohlig treibend ... und du brauchst deinen körperlichen Empfindungen überhaupt keine Aufmerksamkeit mehr zu schenken ... und wenn es vielleicht doch ist ... wenn es sein kann, dass du Geräusche hörst, Stimmen ... Klappern ... Surren, Piepsen oder Brummen ... und ganz von allein merkst, jedes dieser Geräusche dient dazu, dich womöglich noch mehr zu entspannen, als du jemals gedacht hättest dich entspannen zu können ... in dem vertrauensvollen Wissen, dass jederzeit gut für dich gesorgt wird ... und dass das, weswegen du hier bist, mit großer Fähigkeit und Kompetenz und Einfühlsamkeit für dich getan wird ... kann es sein, dass der erste Zahn (oder Mandel oder was immer Grund für die OP ist) dich schon leichtfüßig verlassen hat ... und dann kannst du das kleine

Loch sich sanft mit Blut füllen lassen ... das dann stoppt und wie selbstverständlich, leicht und von selber bereits mit der Heilung begonnen hat ... bereits im allerersten Moment mit der Heilung begonnen hat, sodass diese Heilung schneller vorangeht, als du es gedacht haben könntest ...

Und während du dich vielleicht ein kleines bisschen wunderst, wie leicht und einfach das alles ist und wie hilfreich die Geräusche und Stimmen sind ... und du vielleicht gar nicht merkst oder es dir ganz egal ist und du so entspannt bist ... welcher Zahn (Mandel oder Ähnliches) sich wann leichtfüßig davongemacht hat ... beginnt überall bereits Heilung ... und dein Körper weiß ganz genau, wie er den Heilungsprozess gut und in dem genau richtigen Tempo unterstützen kann ... sodass er genau da und genau so viel Flüssigkeit hinbringt, wie dein Körper braucht, um die Lücken schnell und gut abheilen und sich wieder schließen zu lassen ...

Der Körper weiß, wie das geht ... so, wie jede Aminosäure bei der DNA mit schlafwandlerischer Sicherheit ihr Gegenstück findet, so weiß auch jede Zelle, was sie zur Wiederherstellung ihrer Zellwand braucht ... und der Bauplan der Natur ist so gut erprobt ... bis ins Feinste ... und hat sich herausgebildet in Jahrtausenden ... und weiß ... was zusammengehört ... und die Zelle kennt ihre Nachbarzelle ... und weiß, wie sie mit ihr in Verbindung tritt – und die Verbindung wiederherstellt ... und der Verkehr auf den Wasserstraßen ist so vollkommen organisiert ... alle Nährstoffe kommen genau dahin, wo sie gebraucht werden ... und alle Abfallstoffe werden sofort entsorgt, und auch der dichteste Verkehr verläuft völlig reibungslos ... weil die Natur weiß, wie sie das macht ... weil sie das kennt ... und die Ärzte machen es mit ihren Mitteln noch etwas leichter, was die Natur ohnehin schon seit jeher kann ... und alles bleibt ganz selbstverständlich im Rahmen des Bauplanes der Natur ... der ja in jeder Zelle ist ... und alles ist ganz taub und unempfindlich und schmerzlos ... so verblüffend neutral ... und dieses Gefühl breitet sich im ganzen Kopf- und Kieferbereich (hier eventuell andere Regionen einsetzen) aus, und alles ist entspannt und sicher, und die Schmerzunempfindlichkeit endet mit der vollständigen Heilung ...

Und irgendwann, du wirst vielleicht überrascht sein, wie schnell alles gegangen ist … wirst du auf gute Art und Weise überrascht sein, wie gut das alles gegangen ist … wie wohl du dich nach der Operation fühlst, wie normal sich dein Mund, dein Kiefer (Rachen) anfühlt … wie angenehm kühl, glatt und flach deine Wangen (dein Hals und dein Rachen) sind … und die Wunden in der Schleimhaut, die längst begonnen haben, sich zu schließen, heilen schnell auf gesundem und normalem Wege … und du wirst dich vielleicht sogar ein wenig erfrischt fühlen … sehr zufrieden mit dir und den Fähigkeiten deines Körpers … und dein Mund (Rachen, Hals) fühlt sich gut an … alle Stellen, die der Heilung bedürfen, heilen schnell und gut … die Wunde hat bereits begonnen, sich zu schließen, und die Zellen sorgen für vielleicht noch schnellere Heilung, als du dir vorstellen kannst … ganz selbstverständlich und von ganz allein.

Nachbereitung des Eingriffs (am Beispiel Mandeln)

Jetzt ist der Zeitpunkt nach deiner Operation … du bist wohlbehalten und sicher geborgen hier … und die Heilung hat bereits längst eingesetzt … und dein Körper versorgt dich schon seit Langem mit allem, was nötig ist für eine gute und einfache und leichte Heilung … und alles, was du hörst und fühlst, ist wie ein Signal, ein Hinweis darauf, dass Heilung eingesetzt hat und es dir von Tag zu Tag, von Stunde zu Stunde und auch von Minute zu Minute immer ein bisschen besser gehen wird … ein bisschen besser, andauernd fortlaufend, ganz ohne dein Zutun … besser und besser, bis du auf einmal erstaunt feststellen kannst, wie viel besser es dir schon geht … dein Körper sorgt gut für dich … alle Funktionen, die wichtig sind, stellt er bereit und nutzt seine eigenen Selbstheilungskräfte ganz automatisch … unbewusst … wie von selbst … ganz ohne dein bewusstes Zutun … die Empfindungen, die du hast, zeigen dir, dass Heilung bereits eingesetzt hat und ganz unwillkürlich stetig und dauerhaft voranschreitet … alles wieder in Ordnung bringt … und in dieser sicheren Gewissheit, dass dein Körper gut für dich sorgt, kannst du ganz entspannt und gelöst und locker und entspannt sein … überall … und jede Stelle deines Körpers, die du spürst, wird daraufhin womöglich noch etwas entspannter ... und die Stellen, die du mehr spürst, werden etwas weniger spürbar ... wie taub ... und trotzdem heilen sie ... wie unbemerkt ... stetig ... und dein Körper weiß genau ... welche Stoffe er in das Gebiet für die Heilung bringen soll ... welche Menge ... genau richtig, um das, was abtransportiert werden muss, abzutransportieren, und genau richtig, um nicht zu viel zu sein ... und er steuert deinen Blutfluss genau richtig ... sodass die Stellen abtrocknen können ... und die Zellen sich bereit machen, neue Haut zu bilden, wo sie sich bilden soll ... zu schützen, was geschützt werden muss ... in einem sicheren und guten Tempo, das vielleicht schneller ist, als du je für möglich gehalten hättest ... und immer dann ... wenn es nötig ist, kannst du dir vorstellen, wie eine angenehme, wohltuende Kühle, eine Kälte, vielleicht sogar ein Eisfluss über diese Stelle gleitet und sie kühlt und kühlt ... bis du ein angenehmes betäubendes Gefühl dort hast, wo es bislang nicht so war ... vielleicht so, wie wenn du eine Eisstange lutschst ... eine Eisstange mit einem guten Geschmack ... und ich weiß nicht, welcher das sein kann ... vielleicht Mango oder Schokolade? Oder Honig oder etwas anderes ... eine Eisstange mit einem guten Geschmack, die deine gesamte Halspartie angenehm kühlt ... so sehr kühlt, dass du nichts mehr spürst außer dem guten Geschmack ... die Kälte lässt das ganze betroffene Gebiet angenehm taub werden ... ganz taub, und du kannst dir vorstellen, wie sich diese angenehme Kühle sanft und liebevoll über das Gebiet legt, da, wo jetzt die Heilung bereits stattfindet, wie die Kühle die gerade schon vorhandene Heilung gut unterstützt, wie ein Schutzschild über die Wunde sich legt ... sie abschirmt, damit sie darunter gut und sicher und womöglich noch schneller und besser abheilen kann ... unter diesem kühlen Schild ...

Und dein Unbewusstes weiß ganz genau, wie es diese Bilder nutzen kann, um deine Selbstheilungskräfte zu unterstützen und ihnen zu helfen, dass du die Empfindungen an der Stelle, wo es gerade nötig ist, ignorieren kannst, auf Eis legen ... auf Eis legen ... damit es heilt, ohne dass du das bemerken musst ...

Und immer, wenn du wach bist und eine Empfindung, ein Gefühl, etwas, das du spürst, ein wenig in den Hintergrund rücken lassen willst, kommt diese Erinnerung an den Eisfluss, der sich wie ein schützendes Schild legt über die Stelle, die gerade heilt, ganz von allein, du musst gar nichts tun … dein Unbewusstes sorgt ganz selbstverständlich und liebevoll dafür, dass sich diese Empfindungen auf Eis legen … auf Eis legen, um zu heilen, ganz ohne dein bewusstes Zutun … wie magisch von ganz alleine … so lange, bis die vollständige Heilung schon bald eingetreten ist … womöglich viel schneller, als du erwartet hast, vorher …

Trance bei Schmerzen und für die Heilung (am Beispiel Mandeln)

Und ich lade dich ein, die Augen zu schließen … und einfach nur in Ruhe hier zu sein … langsam und in deinem Tempo einzuatmen … und auszuatmen … und auf den Fluss des Atems zu schauen … langsam … stetig … und vielleicht zu spüren, wie du dich entspannst … womöglich noch ein bisschen mehr … tiefer und weicher … und alle Geräusche, die du vielleicht hörst, laden dich ein … tiefer und tiefer und mehr und mehr zu entspannen … in der sicheren Gewissheit, dass du hier gut aufgehoben bist … alle Geräusche von draußen oder hier im Raum sind nur Einladungen … dich auf deinen Atem zu konzentrieren … zu spüren, wie die Luft beim Einatmen durch deinen ganzen Körper strömt und beim Ausatmen alles Belastende und Schwere mit sich nimmt … und auch wenn dein Körper dir immer wieder einmal sagt: „Hallo, es gibt mich, hier, spürst du das?" … und du Gefühle von Unwohlsein oder auch Schmerz hast … kann dir das die Gewissheit schenken, dass Heilung eingesetzt hat und ganz automatisch und ohne dein bewusstes Zutun weiter voranschreitet … und in dieser Gewissheit kannst du noch ein wenig tiefer und tiefer in eine ruhige und gute Entspannung gehen …

Und vielleicht magst du dir dabei vorstellen, wie Delfine durch die Wellen gleiten und ähnlich wie du mal in die Tiefe verschwinden, dann wieder kurz an die Oberfläche kommen … sich umschauen, wie um sich zu vergewissern, dass alles in Ordnung ist … um dann wieder in die Tiefe zu gleiten … in so einer typischen Delfinwellenbewegung … auf und ab, auf und ab ziehen die Delfine … durch das Meer … die Abstände, in denen sie an die Oberfläche kommen, werden immer größer … und länger … und immer länger bleiben sie in der Tiefe, genießen die Ruhe dort, lassen sich treiben, ganz entspannt … so, wie du dich ganz entspannt immer tiefer und tiefer hinabgleiten lassen kannst … und deinem Unbewussten sagen wir einen schönen Gruß, wir gehen nirgendwohin, wohin es uns nicht hingehen lassen möchte … und du bist sicher und geborgen …

Und während du so tiefer und tiefer hinuntergleitest und dich entspannst, möchte ich dich einladen, daran zu denken, in unbewusster Bewusstheit, dass die Heilung schon längst eingetreten ist, begonnen hat, fortgeschritten ist und dass dein Körper genau weiß, was er tun kann, um sich selber zu helfen, jede einzelne Zelle weiß das … und jede einzelne Zelle in deinem Körper ist mit ihrer ganzen Aufmerksamkeit und ihrem ganzen Sein darauf ausgerichtet, die Heilung so gut und so schnell und so gesund wie möglich eintreten zu lassen … und du musst gar nichts bewusst dazu tun, denn dein Unbewusstes hat ungeahnte Kräfte und Möglichkeiten, um das gut und sicher geschehen zu lassen.

Und wenn du magst, stell dir vor, wie die Zellen in deinem Körper sich verbinden, um schützende Haut herzustellen, sodass das, was obendrauf liegt und abtransportiert werden muss, in einem guten und gesunden Tempo abtransportiert werden kann … abtransportiert, wie sie auf der gesunden, glatten Haut darunter liegen, wie auf einer Rutschbahn … vielleicht kannst du dir eine Wasserrutschbahn vorstellen … und mit jedem Schluck, den du trinkst, und mit jedem Bissen, den du isst, ist es, als würdest du ein bisschen Wasser in die Rutschbahn hineinlaufen lassen, sodass das, was auf der Rutschbahn hinunterrutschen soll, ganz sanft hinabgleiten kann und hinweggespült wird auf der gesunden Haut, die bereits darunter ist … genauso wie an all den anderen Stellen an deinem Körper, wo ein bisschen Unterstützung gebraucht wird, diese Unterstützung und heilende Hilfe von ganz alleine stattfindet …

Und ich möchte dir auch gern von einer Dampfmaschine erzählen … eine Dampfmaschine, wo der Dampf hindurchströmt, durch

Röhren und Kanäle ... durch Rohre ... kleine und große Tunnel ... eustachische und andere Röhren ... Röhren, die Verbindungen haben, von der Ohrenseite zur Nasenseite ... von der Nasenseite zur Rachenseite ... von der Ohrenseite zur Rachenseite, und egal, welche Seiten, überall gibt es Verbindungen und Abzweigungen, und alle diese Röhrchen und Tunnel und Leitungen werden gut durchlüftet und durchflutet ... genau richtig durchlüftet ... die haben genau die richtige Weite ... eine gute richtige Weite, damit die Luft gut strömen kann ... wie in einer Dampfmaschine, wo der Dampf strömt ... und Dampf ist doch ähnlich wie Luft, nicht wahr ... wo die Luft hinein- und hinausströmen kann, ganz leicht und ohne Hindernisse ... einfach so ... ganz leicht ... der Weg ist frei, ganz frei ... wir machen den Weg frei ... der Weg ist frei, wie wenn ein Wind durch einen Garten weht und die Blätter hinwegpustet, sanft hinwegbläst ... immerzu, wie ein leichtes Lüftchen am Meer ... vielleicht da, wo du noch immer die Delfine beobachtest ... und du spürst diesen leichten Luftzug ... warmer oder kühler Wind, gerade wie es dir guttut ... der hindurchpustet durch deine Haare, deine Haut ... durch Nase und Ohren ... dafür sorgt, dass alles gut belüftet und durchlässig ist ... und da, wo es nötig ist, kann dein Körper dafür sorgen, dass Weite entsteht ... ganz viel Weite ...

Und du kannst sicher sein, alle deine Zellen sind darauf ausgerichtet, ausgerichtet vom ersten Moment an, gut für dich zu sorgen ... und jede Zelle hat in sich das Wissen, das tiefe, ganz unwillkürliche Wissen, was es braucht, damit es dir gut geht, du gesund bist und wirst und bist ... und jede Zelle ist bestrebt, genau das zu erreichen ... sie weiß von ganz allein und intuitiv, was sie dazu braucht ... und dein Körper weiß das ebenfalls, ganz allein und intuitiv ... und wenn du ihn unterstützen möchtest, dann kannst du dir einfach vorstellen, wie du kleine innere Helfer zur Unterstützung schickst, in einem Bild, wo sie vielleicht pusten, um alle Engstellen zu weiten ... und vielleicht bringen sie dich auch zum Lächeln, das entspannt und lockert und weitet ... und du kannst sie überall dorthin schicken, wo du denkst, dass du sie gebrauchen könntest ... und sie können Wärme oder Kühle mitbringen, genau das, was dein Körper gerade braucht ... einen

Windstoß vielleicht oder Feuchtigkeit, die an bestimmten Stellen zur noch schnelleren Heilung beitragen kann ...

Und manchmal oder oft oder immer, und ich weiß es auch nicht, und du musst es auch nicht wissen, passiert genau das ... das Hilfreiche von ganz alleine ... wie von selbst, ohne dass wir bewusst etwas dazu tun ... und auch wenn du wieder ganz wach bist und meine Stimme nicht mehr bewusst hörst, kann das, was Gutes und Heilsames für dich begonnen hat, wie von selbst weiterlaufen ... ganz von allein und unwillkürlich ... weiterlaufen ... weit, schön weit ... weit und leicht und heilsam ... ganz von allein, immer weiter ... luftig und leicht.

Anhang

Alphabetisches Verzeichnis der Geschichten

Auch Krokodile können küssen 69

Das Baumkrokodil 86
Das Delfinschwein 39
Das Eichhörnchen 58
Das Gießkannenprinzip 40
Das Kriegsbeil verstecken 91
Das Motschekiebchen 77
Das ph-f 83
Das Regal oder: Die unendliche Geschichte 72

Der Ameisenplanet 80
Der gelassene Drache 91
Der Geschichtenerzähler 73
Der Geysir 90
Der Grummelbauchbär 49
Der Schulterkobold 61
Der Taucher 52

Die Bienenheizung 47
Die Bordmöwe 84

Die Kuscheldecke 67
Die Rennschildkröte 65
Die Verwechslung 42

Fliege und Löwe 59
Frisch gewaschen 13

Gewohnheitstier 76

Hefekucheneffekt 64

Ich will so bleiben, wie ich bin 62

Jetzt erst recht! 75

Katzenkrallen 94

Muggs, das neugierige Murmeltier 54
Schildkröten pflanzen 40
Seelenflug 79

Tranceinduktionen 100

Vorgeschlagene Indikationen

Abhängigkeit 72
Abschied 79
Achtsamkeit 47, 77
ADHS 47, 64, 80
Aggression 90
Akzeptanz 78
Anderssein 40, 84
Ängste 52, 83, 91
Asthma 52
Aufmerksamkeit 61

Bauchschmerzen 49

Chance 73

Eigenverantwortung 62
Einsamkeit 13
Enttäuschung 90

Fehlerkultur 83
Freundschaft 94
Frust 65

Geduld 47, 64
Glück 40

Herausforderungen 40
Hoffnung 47
Höhenangst 86

Identität 52, 73
Impulskontrolle 90, 47

Konzentration 61, 64
Krisen 73

Loslassen 69, 72, 78
Lösungssuche 76

Minderwertigkeitsgefühle 39, 40
Mobbing 59, 62, 64, 67, 80, 83
Motivation 40, 58, 72
Musterunterbrechung 76
Mut 86

Neuanfang 13, 79

Perfektionismus 52, 54, 78
Perspektivwechsel 77, 84, 86
Phobie 47
Problemstabilität 76
Psychosomatische Beschwerden
    49

Schlafstörung 54
Schulangst 67
Schulunlust 65
Selbstbewusstsein 40, 59, 86
Selbsteinschätzung 40, 42
Selbstsicherheit 39, 73, 86
Selbstvertrauen 13
Selbstwert 39, 40, 52, 62, 67,
    73, 80
Selbstwirksamkeit 40
Sinn 40
Sorgen 67

Tinnitus 61
Trauer 13, 79
Trauma 91

Überforderung 52
Übergänge 69
Unbeherrschtheit 91
Unentschlossenheit 42, 72
Ungeduld 65
Unruhe 54
Unsicherheit 39, 40, 59, 62, 91
Unzufriedenheit 42

Veränderung 77
Verhaltensauffälligkeit 91
Verletzungen 94
Verlust 69
Vertrauen 62
Vision 73, 80

Wut 90, 91

Ziele 58
Zwang 78

Quellen und Literaturempfehlungen

Blechinger, T., Klosinski, G. (2011): Zur Bedeutung der Bibliographie und des expressiven Schreibens in der Kinder- und Jugendpsychiatrie. Praxis der Kinderpsychologie und Kinderpsychiatrie 60 (2), 109–124

Braun, R. (2011): Momentaufnahmen der Erleuchtung. Gehirn & Geist. Das Magazin für Psychologie und Hirnforschung 2/2011, 68–72

Damasio, A.R. (2016): Descartes' Error: Reason and the Human Brain. Vintage Press, London (dt.: Descartes' Irrtum. Fühlen, Denken und das menschliche Gehirn. Ullstein, München)

Das Gehirn. Aufbau und Funktion. Gehirn & Geist Basiswissen. Spektrum der Wissenschaft 2/2010. Spektrum der Wissenschaft Verlagsgesellschaft, Heidelberg

Doidge, N. (2015): Wie das Gehirn heilt. Neueste Erkenntnisse aus der Neurowissenschaft. Campus, Frankfurt am Main/New York

Doidge, N. (2014): Neustart im Kopf. Wie sich unser Gehirn selbst repariert. Campus, Frankfurt am Main/New York

Drimalla, H. (2018, Juli 17): Körper denkt mit. In: https://www.dasgehirn.info/wahrnehmen/fuehlen/koerper-denkt-mit, 03.12.2019

Erickson, M.H., Rossi, E.L. (2011): Hypnose erleben. Veränderte Bewusstseinszustände therapeutisch nutzen. Klett-Cotta, Stuttgart

Erickson, M.H., Rossi, E.L. (2009): Hypnose. Induktion, Therapeutische Anwendung, Beispiele. Klett-Cotta, Stuttgart

Erickson, M.H., Rossi, E.L. (2008): Hypnotherapie. Aufbau, Beispiele, Forschungen. Klett-Cotta, Stuttgart

Ewert, K. (2019, September 24): Showhypnose – alles fake? In: https://www.planet-wissen.de/gesellschaft/psychologie/hypnose/hypnose-showhypnose-100.html, 03.12.2019

Förster, J. (2003): The influence of approach and avoidance motor actions on food intake. European Journal of Social Psychology 33 (3), 339–350. In: http://www.socolab.de/content/files/Jens%20pubs/foerster2003.pdf, 03.12.2019

Hammel, S. (2019): Lebensmöglichkeiten entdecken. Veränderung durch Therapeutisches Modellieren. Klett-Cotta, Stuttgart

Hammel, S. (2017): Grüßen Sie Ihre Seele! Therapeutische Interventionen in drei Sätzen. Klett-Cotta, Stuttgart

Hammel, S. (2010): Handbuch des therapeutischen Erzählens. Geschichten und Metaphern in Psychotherapie, Kinder- und Familientherapie, Heilkunde, Coaching und Supervision. Klett-Cotta, Stuttgart

Häuser, H., Hagl, M., Schmierer, A., Hansen, E. (2016): Wirksamkeit, Sicherheit und Anwendungsmöglichkeiten medizinischer Hypnose. Eine systematische Übersicht von Metaanalysen. Deutsches Ärzteblatt 113 (17), 289–296. In: http://www.aerzteblatt.de/archiv/177656/Wirksamkeit-Sicherheit-und-Anwendungs-moeglichkeiten-medizinischer-Hypnose, 03.12.2019

Heinemann, P. (2009): Schweizer Hirnforscher entschlüsseln die Hypnose. www.welt.de/wissenschaft/article4090173/Schweizer-Hirnforscher-ent schluesseln-die-Hypnose.html

Hüther, G. (2014): Die Macht der inneren Bilder. Wie Visionen das Gehirn, den Menschen und die Welt verändern. Vandenhoeck & Ruprecht, Göttingen

Hüther, G. (2010): Bedienungsanleitung für ein menschliches Gehirn. Vandenhoeck & Ruprecht, Göttingen

Hüther, G. (o. J.): Mediathek Populärwissenschaftliche Beiträge. Innere Bilder. Vorträge 2004–2005 und 2007–2009. In: https://www.gerald-huether.de/mediathek-page/populaerwissenschaftliche-beitraege/inhaltliche-uebersicht/innere-bilder/, 03.12.2019

Interview mit Prof. Dr. Ernil Hansen anlässlich der Tagung „Medizinische Hypnose & Ärztliche Kommunikation" vom 10. bis 13.05.2018. In: https://www.youtube.com/watch?v=gZM98pkfj9A&t=616s, 03.12.2019

Jäncke, L. (2010): Die Welt im Kopf. Wie mentale Prozesse unser Gehirn verändern. Vortrag gehalten auf der 1. Hypnosystemischen Tagung in Zürich, März 2010. DVD. Auditorium Netzwerk, Müllheim

Kaiser Rekkas, A. (2013): Der Bär fängt wieder Lachse. Ideomotorische Arbeit in klinischer Hypnose und Hypnotherapie. Carl Auer, Heidelberg

Kirsch, I. (2016): The Emperor's New Drugs: Exploding the Antidepressant Myth. www.youtube.com/watch?v=UC5RZRG7-QQ, 28.02.2020

Kling, M.-U. (2009): Die Känguru-Chroniken. Ullstein, Berlin

Kupferschmidt, K. (2010, Mai 18): Die große Illusion. In: https://www.tages spiegel.de/wissen/gehirnforschung-die-grosse-illusion/1840602.html, 03.12.2019

Lamprecht, K., Hammel, S., Hürzeler, A., Niedermann, M. (2019): Wie das Krokodil zum Fliegen kam. 120 Hörgeschichten, die das Leben verändern. Ernst Reinhardt, München

Langer, E. J. (2009): Counter Clockwise. Mindful Health and the Power of Possibility. Hodder & Stoughton, London

Medizinische Hypnose. Deutsches Ärzteblatt. 17/2016. 113. Jg. Deutscher Ärzteverlag, Köln

New World Encyclopedia (2018, März 15): James Braid (physician). In: http://www.newworldencyclopedia.org/entry/James_Braid_(physician), 03.12.2019

Plaßmann, A. A., Schmitt, G. (2015): Einführung in die Wahrnehmung. In: http://www.lern-psychologie.de/common/einf_wahrnehmung.htm, 03.12.2019

Postman, N. (1987): Das Verschwinden der Kindheit. Fischer, Frankfurt am Main

Postman, N. (2001): Keine Götter mehr. Das Ende der Erziehung. dtv, München

Postman, N. (2003): Wir amüsieren uns zu Tode. Urteilsbildung im Zeitalter der Unterhaltungsindustrie. Fischer, Frankfurt am Main

Revenstorf, D. (2003): Expertise zur Beurteilung der wissenschaftlichen Evidenz des Psychotherapieverfahrens Hypnose. www.meg-hypnose.de/fileadmin/meg-hypnose/pdf/Expertise.pdf, 28.02.2020

Roth, G. (2005): Das limbische System – Sitz des Psychischen. Vortrag gehalten auf den 55. Lindauer Psychotherapiewochen, 2005. 2 DVD-Videos. Auditorium Netzwerk, Müllheim

Schmermund, K. (2019, September 15): „Ich wollte die Diskussion um meine Studie poetisch aufgreifen". In: https://www.forschung-und-lehre.de/forschung/ich-wollte-die-diskussion-um-meine-studie-poetisch-aufgreifen-2124/, 03.12.2019

Schmidt, G. (2010): Liebesaffären zwischen Problem und Lösung. Hypnosystemisches Arbeiten in schwierigen Kontexten. Carl-Auer-Systeme, Heidelberg

Schmidt, G. (2018): Einführung in die hypnosystemische Therapie und Beratung. Carl Auer, Heidelberg

scinexx. Das Wissensmagazin (2016): Was im Gehirn unter Hypnose passiert. www.scinexx.de/news/biowissen/was-im-gehirn-unter-hypnose-passiert/, 28.02.2020

Schredl, M. (2009): Traum. Ernst Reinhardt München

Schulz von Thun, F. (2011): Miteinander reden 1–3. rororo, Reinbek bei Hamburg

Storch, M. (2006): Der vernachlässigte Körper. Psychologie Heute 6/2006, 20–24

Storch, M., Cantieni, B., Hüther, G., Tschacher, W. (2010): Embodiment. Die Wechselwirkung von Körper und Psyche verstehen und nutzen. Huber, Bern

Strack, F., Martin, L. L., Stepper, S. (1988): Inhibiting and facilitating of the human smile: A nonobtrusive test of the facial feedback hypothesis. Journal of Personality and Social Psychology 54 (5), 768–777. In: https://psycnet.apa.org/record/1988-25514-001, 03.12.2019

Trenkle, B. (2012): Dazu fällt mir eine Geschichte ein. Direkt-indirekte Botschaften für Therapie, Beratung und über den Gartenzaun. Carl Auer, Heidelberg

Vaitl, D. (2011): Stärke deinen Geist. Gehirn & Geist. Das Magazin für Psychologie und Hirnforschung 2/2011, 62–67

Watzlawick, P. (1978): Wie wirklich ist die Wirklichkeit? Wahn, Täuschung, Verstehen. Piper, München

Wilk, D. (2010): Auf den Schultern des Windes schaukeln. Trance-Geschichten. Carl Auer, Heidelberg

And my Dank goes to …

Seit ich bewusst alle Danke-Seiten von Büchern lese, träume ich davon, auch einmal eine eigene zu verfassen. Hier ist sie:

Ich danke neben den üblichen Verdächtigen wie Kindern, Partnern, Eltern, Freunden, Kollegen, Verlagsmitarbeitern (ernsthaft, die sind alle ganz großartig) und Verwandten vor allem:

Eugen Roth, der mich mit seinen „Ein Mensch …"-Gedichten schon früh beflügelt hat, eine innerfamiliäre Reimkultur aufzubauen.

Mark Twain und Oscar Wilde, stellvertretend für alle Zitatengeber, die in der Lage sind, in kurzen Sätzen eine ganze Weltanschauung zu verpacken.

Bill Watterson, denn Calvin und Hobbes sind das beste Team seit Dick und Doof.

Derek Landy, dessen Bücher über den Skelettdetektiv Skulduggery mich seit Band 1 nahezu täglich begleiten.

Der besten Geschichtenerzählerin der Welt: Katze Krümel. Sie ist mir nicht nur Inspiration und Muse und daher in verschiedenen meiner Geschichten verewigt, sondern auch unser wichtigstes vierbeiniges Familienmitglied, das uns selbstverständlich alle in der Pfote hat.

Den (Un-)Kräutern in meinem Garten, die mir stetig und verlässlich vor Augen führen, was vergebliche Liebesmüh ist. Und warum das gar nicht schlimm ist.

Den wortgewaltigsten Schriftstellern, die ich kenne, Walter Moers und Patrick Rothfuss, die mich aus jeder Schreibblockade holen, sowie dem Känguru (von Marc-Uwe Kling), dem witzigsten Philosophen aller Zeiten.

Und nicht zuletzt den fröhlichen Mitarbeitern unserer Discounter-Filiale, wo ich zunehmend mehr Bioprodukte für mein Gewissen und meine Überzeugung und ausreichend Schokolade für meine Weltschmerztage finde.

Raus aus der Sackgasse – lernen Sie fliegen!

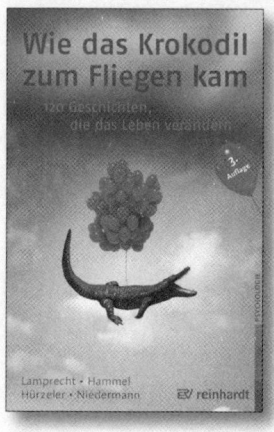

Katharina Lamprecht / Stefan Hammel /
Adrian Hürzeler / Martin Niedermann
Wie das Krokodil zum Fliegen kam
120 Geschichten, die das
Leben verändern
3. Auflage 2019. 188 Seiten.
(978-3-497-02506-0) kt

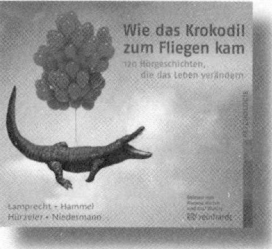
ℰⱽ reinhardt
www.reinhardt-verlag.de

Stärkende Geschichten

Katharina Lamprecht / Stefan Hammel /
Adrian Hürzeler / Martin Niedermann
Wie der Bär zum Tanzen kam
120 Geschichten für einen
gesunden Körper
2018. 157 Seiten.
(978-3-497-02775-0) kt

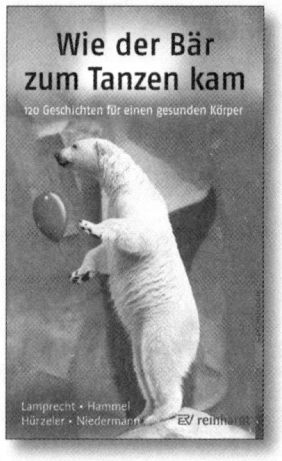

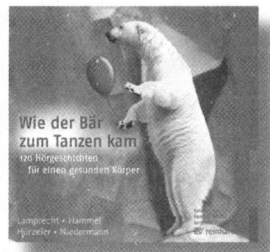

Katharina Lamprecht / Stefan Hammel /
Adrian Hürzeler / Martin Niedermann
Wie der Bär zum Tanzen kam
120 Hörgeschichten für einen
gesunden Körper
Gelesen von Hemma Michel und
Axel Wostry.
2019. MP3-CD. ca. 186 Min.
(978-3-497-02846-7) CD

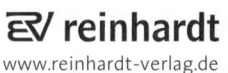 reinhardt
www.reinhardt-verlag.de

ADHS gelassen begegnen?
Das geht!

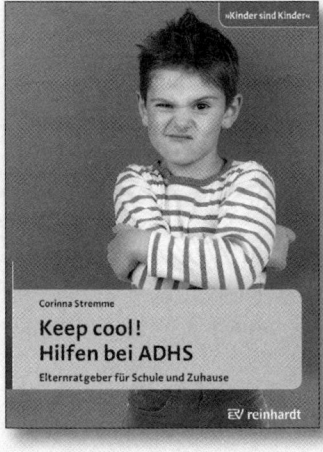

Corinna Stremme
Keep cool! Hilfen bei ADHS
Elternratgeber für Schule
und Zuhause
(»Kinder sind Kinder«, 43)
2018. 187 Seiten.
Innenteil zweifarbig.
(978-3-497-02812-2) kt

In der Welt von Kindern mit ADHS herrscht oft völliges Chaos.
Sie haben Schwierigkeiten, stillzusitzen, sich zu konzentrieren oder erste Impulse zu kontrollieren. Lernen gelingt dadurch oft nur mit viel Mühe und Konflikte sind an der Tages-
ordnung.
Aber auch Eltern von Kindern mit ADHS leisten täglich wert-
volle Schwerstarbeit. Sie müssen die Diagnose verkraften,
sich mit einer möglichen Medikation auseinandersetzen, den
Familienalltag managen und geraten dabei nicht selten an die
eigene Belastungsgrenze.
Die Autorin liefert in ihrem Elternratgeber wichtiges Hintergrundwissen und gibt Eltern zahlreiche Hilfen für zu Hause
und in der Schule an die Hand. Sie zeigt auf, wie Eltern sich
selbst schützen und mit der nötigen Portion Humor und Optimismus das Familienleben meistern können.

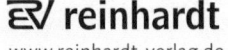 **reinhardt**
www.reinhardt-verlag.de

Gemeinsam durch die Trauer

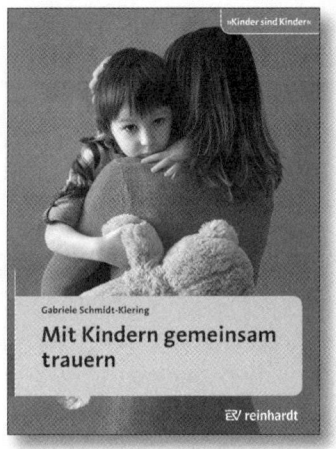

Gabriele Schmidt-Klering
Mit Kindern gemeinsam trauern
Ratgeber
(»Kinder sind Kinder«, 42)
2017. 139 Seiten. 28 Abb.
Innenteil zweifarbig.
(978-3-497-02680-7) kt

Wenn ein nahestehender Mensch stirbt, gerät die Welt aus den Fugen. Geschieht dies innerhalb der Familie und sind auch Kinder betroffen, ist die Verunsicherung bei Eltern und Angehörigen meist groß. Zur eigenen Trauer kommt die Sorge, wie die Kinder mit der Situation umgehen werden.

Die Autorin erklärt einfühlsam, wie Kinder trauern, und gibt Antworten auf drängende Fragen: Wie bereite ich mein Kind auf den Verlust eines geliebten Menschen vor? Wo bekomme ich Hilfe und wann ist professionelle Unterstützung notwendig? Anschauliche Beispiele zu Ritualen und gemeinsamen Aktivitäten zur Trauerbewältigung, zum Umgang mit Gefühlen und Erinnerungen sowie Anregungen zum Sprechen und Philosophieren mit Kindern machen das Buch zu einem wertvollen Begleiter.

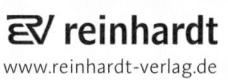
www.reinhardt-verlag.de

Abenteuer erleben – Welt entdecken

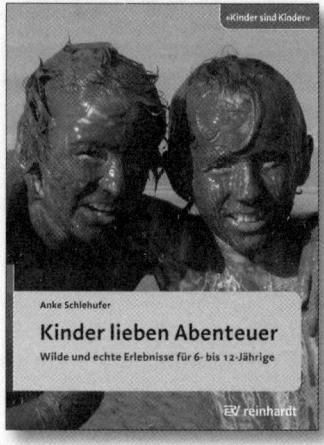

Anke Schlehufer
Kinder lieben Abenteuer
Wilde und echte Erlebnisse für
6- bis 12-Jährige
Mit 41 Fotos.
(»Kinder sind Kinder«, 41)
2016. 160 Seiten.
Innenteil zweifarbig.
(978-3-497-02543-5) kt

Kinder im Alter von 6 bis 12 Jahren wollen sich selbst und die Welt erforschen und begreifen. Wenn sie Abenteuer erleben, fühlen sie sich lebendig, lernen Ausdauer und Zuversicht, stillen ihre Neugier und ihren Entdeckerdrang. Sie spüren, dass sie allein und mit anderen etwas bewirken können. Wie können Eltern Kinder in ihrer Abenteuerlust und ihrem Bedürfnis nach Autonomie, freiem Spiel und Naturerfahrung unterstützen? In diesem Buch finden sie eine Fülle von praktischen Anregungen – für eine Vielfalt von Abenteuern rund um die Themen der Kindheit: Natur, Elemente, Jahreszeiten, Bewegung, Freundschaft, Fantasie, Tiere, Bauen, Sammeln, Forschen …

reinhardt
www.reinhardt-verlag.de